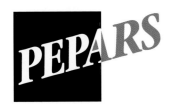

JN115572

【ペパーズ】
編集企画にあたっ〜

　2016 年 3 月 Google 傘下の DeepMind 社によって開発された囲碁のコンピュータプログラムである AlphaGo が，囲碁世界チャンピオンである Lee 氏と対戦し 4 勝 1 敗で勝利した．当時囲碁は，コンピュータのプログラムでは人間に勝つことは困難であると言われていたため，この事実は人工知能研究においてエポックメイキングな出来事であると同時に，この時から，AI ＝人工知能という文言がマスメディアで使われるようになり，この時から AI という言葉を意識するようになった人々が多い．

　2020 年現在，人工知能は様々な領域へ展開をみせ，画像認識，自動音声認識，自然言語処理，自動運転などに応用され，これらが組み込まれた製品が販売され AI は生活に浸透している．人工知能技術は，もはや，我々の生活において特別なものではなくなっている．最近 AI の恩恵を最も感じたのは出入国管理ゲートである．顔認証，指紋認証は，スマートフォンのロック解除に用いられているが，この技術を使用した顔認証ゲートを，出入国在留管理庁が，羽田・成田空港の日本人の出帰国手続において 2019 年から導入した．現在，IC パスポートの認証と顔認証の 2 段階で入出国審査を行っており，今まで長蛇の列をなしていた出入国ゲートが，並ぶことなく迅速に出入国ができるようになった．

　これらの画像認識を医療データへ応用し診療を支援する取り組み(CAD)が数年前より急速に進行している．そこで，現在，AI 技術をどのように医療，形成外科領域に応用しているのか，に焦点をあて，この領域のエキスパートの形成外科医に執筆をお願いした．また画像認識が医療で先んじている領域は，放射線科である．そこで今回は放射線科の長谷部教授にも執筆協力を求めた．今回の特集では，執筆者の方々が，それぞれ AI の総説的な記事を書かれ重複している部分がある．しかし AI 技術を多方面から解説いただく方が理解しやすくなるために，あえて各項で重複することとした．この点はお許しいただきたい．

　また，AI 技術と同様にシミュレーションの中で発展をする技術である Virtual Reality：仮想現実(VR)も紹介することとした．VR は AI を実装するためのインターフェースとなる．今はまだ装置が大型であるが，いずれ網膜に投射されるタイプのものに変わる．まさに眼鏡もいらなくなり，義足や眼鏡のことを，医学的な Augmentation(遊離皮弁も Augmentation である)と呼んでいた時代から，ここ数年で一挙に変革がもたらされるであろう．最終的には VR はイーロンマスクが開発を進めている NeuraLink などとともに融合し，アニメ「攻殻機動隊」の世界が現実となる．我々は CAD として AI とともに，手術手技支援における VR/AR にも注目していかなければならない．

　形成外科は，数値化できないような見た目の美しさ，整容をアウトカムにしているため，AI を応用できるところは他の診療科より多いと考える．ここに紹介した技術はどれも発展途上であるので，是非多くの形成外科医が AI について興味を持ち，特に若い形成外科医の柔軟な頭脳(可塑性の高いシナプスをもったニューラルネットワークを持っている！)で，形成外科での AI の応用範囲を拡大してほしいというのが，今回執筆をいただいた方々を代表しての願いである．

2020 年 9 月

大浦紀彦

KEY WORDS INDEX

WRITERS FILE

ライターズファイル（五十音順）

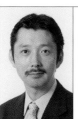

秋元　正宇
（あきもと　まさたか）

1987年　日本医科大学卒業
1991年　同大学付属病院形成外科，助手
1994～95年　オーストラリア Royal Adelaide Hospitalに留学 Prof. D. Davidに師事
1995年　日本医科大学形成外科学，講師
1996年　日本医科大学千葉北総病院形成外科，初代部長
1999年　同，助教授
2002年　同，教授

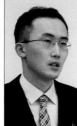

曽束　洋平
（そつか　ようへい）

2004年　大阪大学卒業
2008年　大阪府立急性期・総合医療センター形成外科
2011年　兵庫医科大学形成外科，助教
2017年　同，講師
2018年　新潟大学形成外科，准教授

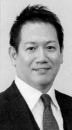

長谷部　光泉
（はせべ　てるみつ）

1994年　慶應義塾大学医学部卒業
1996年　Harvard大学医学部Brigham & Women's Hospital放射線科留学（1998年 Principle Investigator（P.I.）昇格）
1998年　慶應義塾大学大学院医工課程（放射線医学）所定単位取得修了退学（米国留学中）
2001年　同大学放射線科学，助手
2004年　同大学理工学部機械工学科，共同研究員
2006年　博士（医学）（慶應大）
2008年　博士（工学）（慶應大）
2008年　東邦大学，講師
2009年　同，准教授
2012年　東海大学医学部専門診療学系画像診断学領域，教授（現職）
2013年　慶應義塾大学理工学部，訪問教授
2018年　同大学医学部，客員教授（兼任）
2018年　AMED先端計測分析技術・医療機器開発プロジェクトリーダー（兼任）
2020年　AMED橋渡し研究戦略的推進プログラム　プロジェクトリーダー（兼任）
2020年　東海大学医学部付属八王子病院血管内治療センター，センター長（兼任）

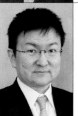

板宮　朋基
（いたみや　ともき）

2004年　慶應義塾大学総合政策学部総合政策学科卒業
2010年　同大学大学院政策・メディア研究科後期博士課程修了，博士（政策・メディア）
　　　　東京工科大学デザイン学部デザイン学科，助教
2012年　Visiting academic of institute for Reconstructive Sciences in Medicine (iRSM), Misericordia Community Hospital, University of Alberta
2014年　愛知工科大学工学部情報メディア学科，准教授
2018年　同，教授
2020年　神奈川歯科大学歯学部総合教育部，教授

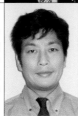

素輪　善弘
（そわ　よしひろ）

2003年　奈良県立医科大学卒業
　　　　京都府立医科大学（外科）
2005年　京都府立医科大学形成外科入局
2006年　京都第二赤十字病院形成外科
2008年　兵庫県立がんセンター形成外科
2015年　京都府立医科大学形成外科，講師
2018年　Chang Gung Memorial Hospital，クリニカルオブザーバー
2019年　St Vincent Hospital, Royal Melbourne Hospital，クリニカルオブザーバー

平原　大助
（ひらはら　だいすけ）

1999年　原田学園鹿児島医療技術専門学校診療放射線技術学科卒業
2019年　聖マリアンナ医科大学大学院医学研究科医療情報処理技術応用研究分野，技術研究員
　　　　原田学園鹿児島医療技術専門学校，兼任講師
　　　　原田学園経営企画室人工知能教育・研究開発チーム
　　　　日本大学大学院総合社会情報研究科博士前期課程人間科学専攻修了
2020年　東北大学大学院医学系研究科保健学専攻博士課程後期在学中

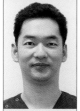

大浦　紀彦
（おおうら　のりひこ）

1990年　日本大学卒業
　　　　東京大学麻酔科入局
1993年　同大学形成外科入局
2003年　同大学大学院修了
　　　　埼玉医科大学形成外科，講師
2005年　杏林大学救急医学，講師／熱傷センター，副センター長
2008年　同大学形成外科，講師
2011年　同，准教授
2013年　同大学保健学部看護学科病態学／同大学形成外科兼担教授
2016年　同大学形成外科，教授

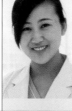

田崎　愛理
（たざき　あいり）

2014年　北京大学卒業
2019年　東京女子医科大学形成外科入局

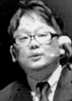

松本　健吾
（まつもと　けんご）

2001年　自治医科大学卒業
　　　　愛媛県立中央病院
2003年　松野町中央診療所
2006年　一本松病院附属内海診療所
2009年　愛媛大学附属病院皮膚科形成外科
2010年　Evance adult education school（米国）
2011年　大分岡病院創傷ケアセンター形成外科
2015年　医療機器研究開発事業レスキー設立
2016年　旭川医科大学，客員助教
2016年　福岡大学博多駅クリニック
2018年　木村情報技術株式会社，顧問
2019年　日本フットケア足病学会，評議員

恋水　諄源
（こいみず　じゅんげん）

2007年　京都府立医科大学卒業
　　　　神戸市立医療センター中央市民病院，初期研修医
2009年　同病院形成外科，後期研修医
2012年　京都府立医科大学形成外科，後期専攻医
2015年　同，医員
2018年（1-2月），2019年（1-3月）　韓国 Yonsei University, Asian Institute for Bioethics and Health Law 留学
2019年　大阪大学大学院医学系研究科社会医学専攻医の倫理と公共政策学修了
　　　　市立福知山市民病院形成外科，医長

西本　聡
（にしもと　そう）

1989年　大阪大学卒業
　　　　同大学皮膚科形成外科診療班
1995年　同大学医学部皮膚科，文部教官助手
1997年　大阪府立成人病センター耳鼻咽喉科診療主任
1999～2001年　米国Pittsburgh University, Pittsburgh Children's Hospital 留学
2001年　兵庫県立こども病院形成外科，科長
2006年　兵庫医科大学形成外科講師，助教授
2007年　同，准教授
2012年　同，教授

CONTENTS

形成外科で人工知能（AI）・バーチャルリアリティ（VR）を活用する！

編集／杏林大学教授　大浦紀彦　　日本医科大学千葉北総病院教授　秋元正宇

◆編集顧問／栗原邦弘　中島龍夫
　　　　　　百束比古　光嶋　勲
◆編集主幹／上田晃一　大慈弥裕之　小川　令

【ペパーズ】
PEPARS No.166/2020.10◆目次

Ⅱ．バーチャルリアリティー（VR）・拡張現実（AR）

「PEPARS®」とは Perspective Essential Plastic
Aesthetic Reconstructive Surgery の頭文字よ
り構成される造語．

PEPARS No.166：1-10, 2020

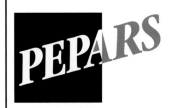

◆特集／形成外科で人工知能(AI)・バーチャルリアリティー(VR)を活用する！

Ⅰ．人工知能(AI)・機械学習・ディープラーニング

人工知能(AI)・機械学習・ディープラーニングの基礎知識

大浦紀彦[*1]　三野稜太[*2]　加賀谷　優[*3]　森重侑樹[*4]
匂坂正信[*5]　寺部雄太[*6]　飯坂真司[*7]　多久嶋亮彦[*8]

Key Words：人工知能(artificial intelligence)，機械学習(machine learning)，ディープラーニング(deep learning)，ニューラルネットワーク(neural network)

Abstract 　多くの人工知能(artificial intelligence；AI)が一般生活の中に浸透している．人工知能の領域は機械学習，ディープラーニングの順に技術的な進歩を遂げてきた．医療への応用，さらには臨床現場での実装も数年前より始まっている．① 医用画像イメージから関心領域を抽出する，② ノイズを減弱し，高解像度の画像を作る，③ コンピュータ支援診断(computer-aided diagnosis；CAD)，④ ゲノム情報を臨床で使用するための人工知能などは，ほぼ臨床で使える状況にある．今後，情報通信技術(information and communication technology；ICT)とこれらの人工知能の医療技術が融合し，ますます進歩するものと考えられる．

はじめに

2020年現在，我々の生活を取り巻く多くの機器に人工知能(artificial intelligence；AI)が使われている．今やAIは特別なものではない．AIを使った顔認証，指紋認証は，スマートフォンのロック解除に用いられ，自動音声認識によって話しかけるだけで買い物や検索が可能になった．人工知能はまだ発展途上の技術・学問であり，用語も概念も変化している．人工知能の中でも特にディープラーニングは，ヒトの脳神経を模した数学モデル，パーセプトロンに基づいており，ハードウェアであるコンピュータチップの発達に伴ってこの10年で飛躍的に進歩を遂げた．情報通信技術(information and communication technology；ICT)が医療に応用されている現状の中で，人工知能技術はその中核となる．今後，人工知能技術を利用した診断支援装置が実際の臨床現場に浸透し，臨床診療に必須のものとなると考えられる．しかし人工知能にも欠点があり，時にはとんでもない間違いを犯す．それをうまく使いこなすためにも，人工知能について知っておく必要がある．この稿では人工知能を医療に応用する際に必要なこれらの用語と歴史を含めた基礎知識について概説する．

[*1] Norihiko OHURA，〒181-8611　三鷹市新川6丁目20番2号　杏林大学医学部形成外科，教授
[*2] Ryota MITSUNO，〒450-6627　名古屋市中村区名駅1丁目1番3号　JRゲートタワー27階 名古屋大学オープンイノベーション拠点　Computer Biomedical Imaging, KYSMO. inc，代表取締役社長
[*3] Yu KAGAYA，杏林大学医学部形成外科，助教
[*4] Yuki MORISHIGE，同，助教
[*5] Masanobu SAKISAKA，〒422-8527　静岡市駿河区小鹿1丁目1番1号　静岡済生会総合病院形成外科，科長
[*6] Yuta TERABE，〒344-0063　春日部市緑町5丁目9番4号　春日部中央病院下肢救済センター
[*7] Shinji IIZAKA，〒260-8703　千葉市中央区仁戸名町673　淑徳大学看護栄養学部栄養学科
[*8] Akihiko TAKUSHIMA，杏林大学医学部形成外科，教授

人工知能の歴史

コンピュータは，エニグマの暗号解読で有名なアラン・チューリング（Alan Mathieson Turing）によって考案され，さらに人工知能の概念も，1947 年の「Lecture to London Mathematical Society（ロンドン数学学会での講義）」にてアラン・チューリングによって提唱された．はじめて人工知能という言葉が使われたのは 1956 年の Dartmouth 会議（The Dartmouth Summer Research Project on Artificial Intelligence）と言われている[1)~3)]．この会議は，「人工知能の父」と呼ばれる Marvin Minsky と John McCarthy らの呼びかけで Dartmouth 大学で行われた．しかしこの時期は，まだコンピュータの性能が人工知能の概念に追いついておらず，実用になる結果を導き出すに至らなかった．

初期の 3 層からなるパーセプトロンの概念は，1956 年に Rosenblatt によって発表されたもので[11)]，その後，多層化したパーセプトロンは，Fukushima（福島邦彦）が 1979 年に「ネオコグニトロン」というシステムの形で発表した．この概念は，後の畳み込みニューラルネットワーク（convolutional neural network；CNN）に発展するきっかけとなった[4)5)]．そして，人工知能の研究が次の段階に入ったのは，脳のニューロンを模したパーセプトロン型の本格的なニューラルネットワークの研究が盛んに行われるようになった 2000 年になってからである．

2012 年に，Toronto 大学の Hinton のグループが，ディープラーニングの精度に関して画期的な成果を発表した．画像認識コンテスト「ImageNet 大規模視覚認識チャレンジ」（ILSVRC；ImageNet Large Scale Visual Recognition Challenge）では，Hinton のグループが，8 層の教師あり学習をさせた CNN を発表した．彼らのシステムのエラー率は 15.3％で，1 年前の 25.7％と比較して記録を飛躍的に向上させた[6)]．それ以来，画像認識のアプローチは，「特徴量」をヒトが設計する方法から「ニューラルネットワーク」に任せる方法に移行した．2015 年の ILSVRC において，Microsoft Research Asia のチームが 152 層の CNN を用いて誤識別率 3.57％を達成し，ヒトの誤識別率 5.1％を下回った．現在 CNN の自然画像分類は，ヒトの認識能力を上回っているとされている[7)]．

1．ヒトと人工知能の戦い

人工知能が脚光を浴びたのは，1997 年に，IBM のコンピュータ：Deep Blue が，2 勝 1 敗 3 引き分けでチェス世界チャンピオン：カスパロフ相手に勝利してからである．

2011 年に IBM のコンピュータ；Watson がクイズ王 2 者にクイズ番組「ジョパディ！」で対戦し勝利した．Watson は，自然言語データから情報の抽出や検索技術を使って問題解決を図る技術である．2016 年 3 月には Google 傘下の DeepMind 社によって開発された囲碁のコンピュータプログラムである AlphaGo が，囲碁チャンピオンである Lee 氏と対戦し 4 勝 1 敗で勝利した[7)]．AlphaGo は，有段者の棋譜 16 万局（3,000 万局面）を初期トレーニングデータとし，初期トレーニング後に AlphaGo 同士で自己対戦を行うことで，自らの能力強化を行う方法をとったモデルである．

人工知能とは

人工知能の定義は，専門家の間でも定まっていない．「人工的につくられた人間のような知能」，「人間の頭脳活動を極限までシミュレートするシステムである」，「人の知的振る舞いを模倣・支援・超越するための構成的システム」などが人工知能の定義である[8)]．「入力」に応じて賢く「出力」を変えることができるもの．センサーなどの文字入力，文字読み込み，入力したものが，ブラックボックスの中で変換されて出力されるシステムを意味する．黎明期には，漢字変換を「人工知能」と呼称した時期もあり，時代とともに概念も変容している．現在は，一般的に機械学習・深層学習を「人工知能」と考えることが多いようである．

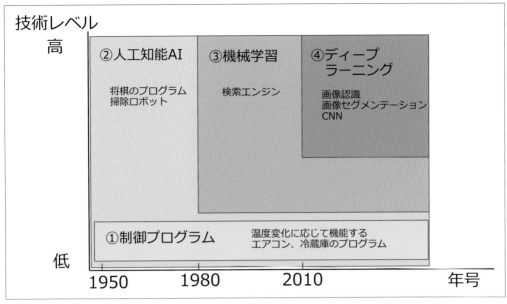

図 1. 人工知能の 4 つのレベルと関係性
（文献 9, https://blogs.nvidia.co.jp/2016/08/09/whats-difference-artificial-intelligence-machine-learning-deep-learning-ai/ より引用改変）

　松尾氏によると，人工知能には 4 段階のレベルがある（図 1）[9].

① 単純な制御プログラム：温度変化に応じて機能するエアコンや冷蔵庫のプログラム

② 古典的な人工知能：対応パターンが非常に多いもの．将棋のプログラム，掃除ロボット，質問に答える人工知能

③ 機械学習（machine learning）：対応パターンを自動的に学習するもの．ルールや知識を自ら学習するもの（特徴量は人間が設計する）．ビッグデータをもとに自動的に判断する人工知能，検索エンジン

④ 深層学習（deep learning）：対応パターンの学習に使う特徴量も自力で獲得するもの．機械学習する際の変数（特徴量）自体を学習する．ディープラーニング（深層学習）を取り入れた人工知能，高度な解析が可能

　人工知能，機械学習，ディープラーニング（深層学習）の関係性は，② 人工知能 ＞ ③ 機械学習 ＞ ④ ディープラーニングで，人工知能のひとつの領域が機械学習で，機械学習の中のひとつがディープラーニングである（図 1）.

機械学習とは

　松尾氏によると「人間が自然に行っている学習能力と同様の機能をコンピュータで実現しようとする技術・手法」としている[8].

　機械学習は，人間と同様に，経験を通じて自動的に入力の重さのプログラムを改善するコンピュータアルゴリズムのことを言う[10]. すなわち機械学習のアルゴリズムは，「トレーニングデータ」と呼ばれるサンプルデータに基づいて自動的に数学モデルを構築し，外部からのプログラミングなしで，予測または回帰結果を得る．従来の機械学習は，データに応じて重さを自動的に更新するもので，特徴量のパラメーターを人間が入力しなくてはならなかった．すなわちデータを分類するための分類方法を導き出すためにどこに注目すべきか，という特徴量の設計を，人間が行わなければならなかったが，それに対してディープラーニング（後述）は，特徴量を自動的にコンピュータ

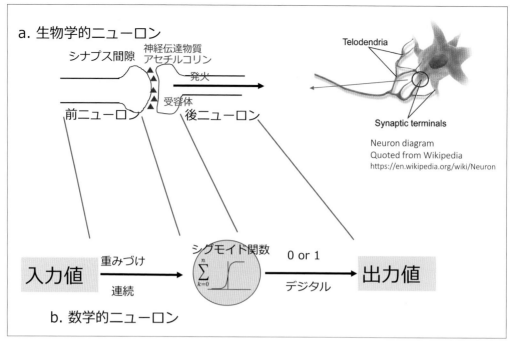

図 2. 人工ニューラルネットワークとは

が導きだすことに特徴がある[1)3)7)].

機械学習のアルゴリズムの１つにヒトのニューロンとシナプスを電気的にモデル化した「ニューラルネットワーク」（神経回路）がある（図2）．ヒトの大脳にあるニューロンは細胞体から樹状突起と軸索からなり，ニューロンとニューロンが結合する部位にあるシナプスを介して情報伝達が行われる．生物学的には，シナプスではアセチルコリンなどの伝達物質がシナプス前ニューロンから放出され，受容体に結合しシナプスで収集された情報を蓄積し，信号をシナプス後細胞の反応の閾値によって，1，0に分類し情報をシナプス後ニューロンに伝達する（発火）仕組みのことである．ここで重要なのは，数学的には，連続的な信号が，シナプス（シグモイド関数）を介することで，1，0（全か無か）のデジタル信号に置き換わるということである[7)]．言い換えると，シナプスは情報学の観点から連続的な情報をデジタル化して分類する．初期のニューラルネットワークは，生物学的なニューロンを数学的に模倣・モデル化したものである．最初のニューラルネットワークは，先述の通りパーセプトロンである[11)]．

機械学習には，教師あり学習（supervised learning）と教師なし学習（unsupervised learning）がある（図3）[1)3)7)]．

① 教師あり学習（supervised learning）

回路の出力を担うニューロンにどういう動作をすればよかったのか，正解が教師信号として与えられる[7)]．何か課題を学習機械に学習させる際に機械の出力を監視する教師のようなシステムをつくり，機械の回答の誤りに応じてパラメータを訂正するメカニズムを指す．

教師データを作成する作業は，たとえば画像の一部を手作業で切り取るようなアノテーションには大変な労力と時間を要する．しかし，作られた教師データは正確であるため，学習後のモデルの精度も高くなる．

② 教師なし学習（自己組織化）（unsupervised learning）

外界から信号が多数与えられるだけで，何をすべきかの指示はない（特別の教師信号はない）．ニューロンは与えられた情報を処理する中で，自分でシナプスの効率を変えていかなければならない（シナプスの可塑性）．その結果，外界の情報構造にうまくあった処理機能を獲得し，外界によく

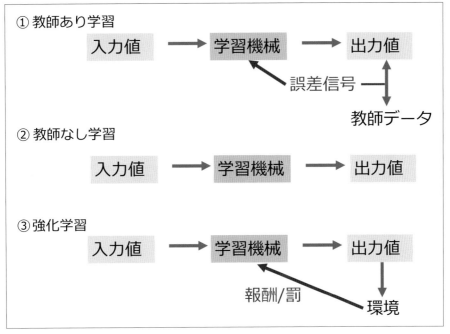

図 3. 3つの学習方式

（文献 7，p9 より引用改変）

あらわれる信号に対してはこれを素早く的確に処理できるようになる．回路網は外界にはどのような信号があるかを会得し，それに備える[3]．

トレーニングデータを作成するためには，非常に多くの入力データが必要である．

③ 強化学習（reinforcement learning）

強化学習は，教師あり学習と教師なし学習の中間に分類されることがある学習手法である．どのニューロンにも動作を指示する教師信号は与えられないが，動作の結果の良否は，報酬や罰として与えられる[3][7]．ヒトの脳では神経伝達物質のドーパミンが報酬物質として作用する．

ディープラーニング（深層学習）とは

1．ディープラーニング（深層学習）

ディープラーニングは機械学習の1つである．従来の人工ニューラルネットワークは中間層（隠れ層）を1つしか持たないが，中間層を多層化した深層ニューラルネットワークをディープラーニングと呼称する（図4）．ディープラーニングでは，ニューロンが相互に接続されている多くの層で構成されるネットワークが論理関係とルールに従って，プログラムを必要とせずに自動的に学習する．

階層数を増やすことで，特徴量の精度と汎用性を高め，予測精度を向上させることが可能である．

ディープラーニングで使用されるアーキテクチャには，深層ニューラルネットワーク（deep neural network），畳み込み演算によって物体の特徴をとらえ，画像，領域分割に利用されている畳み込みニューラルネットワーク（CNN），入力と出力に同じデータを与え，中間層で情報を圧縮させることでデータに含まれる特徴を抽出するスタックド・オートエンコーダー（stacked autoencoder），音声などの時系列データの予測を取り扱う場合に使用するリカレントニューラルネットワーク（recurrent neural network）などがある[7]．画像を対象としたディープラーニングは従来の画像認識技術より優れている．ディープラーニングは様々な画像認識，顔認識，画像分類，ビデオ分類，視覚追跡，画像セグメンテーション，自動音声認識，自然言語処理，自動運転などに応用されている．

ディープラーニングの特徴的なものに「自己組織化学習」（教師なし学習）がある．脳の話に例えると1個のニューロンを考えた時に，シナプスの重みを変えることで，自分を環境に適合させる．ニューロンが興奮した時に，この興奮に寄与した

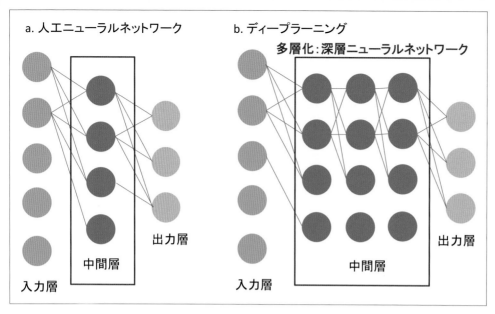

a. 人工ニューラルネットワーク

b. ディープラーニング

多層化：深層ニューラルネットワーク

中間層

出力層

入力層

中間層

出力層

入力層

図 4.
ディープラーニング
とは

入力を受け取るシナプスを強めれば，次に同じ入力がきてもこれに慣れて重みが大きいのでもっと興奮しやすくなる．回路で考えれば，一度情報が通り抜けた経路に沿って，シナプスが強化され，この情報はさらに通りやすくなる．これと同様のことがディープラーニングで行われている．

　自己組織化で外界の特徴を把握する仕組みを持っている．ディープラーニングでは，入力層に10万個のニューロンがあれば，その上の中間層ではニューロンを1万個にする．そうすると表現される情報量は，元のままとはいかないため，無駄を省いて情報を圧縮する．この時，必要な特徴だけが抽出され，概念化したものが現れるようになる．この回路の中での情報の表現は，層が進むにつれて高次の概念を表すようになる[3]．しかし自己組織化の一方でディープラーニングでは入力と出力を把握できるだけで，アルゴリズムはブラックボックス化している．

　ディープラーニングの効果を世間に知らしめたエポックメイキングな研究に，Google が 2012 年に行ったディープラーニングによる教師なし学習がある．ニューラルネットワークを構築し3日間でランダムに選択された 1,000 万の YouTube 動画を閲覧させて，多くの web ユーザーが行っていることと同様のことを実行させ，あらかじめ猫の定義を与えていなかったにも関わらず，猫の概念

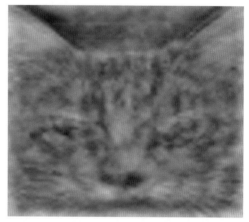

図 5. Google の猫
(Le, Q. V., et. al. : Building high-level fea-tures using large-scale unsupervised learning 2012 より)

を作りだし，「猫とはどんなものか」という概念をみずから見つけだし，猫を探し始めた（図5）．

　YouTube での一般的な画像で学習したこのニューラルネットワークは，人の顔の検出では81.7%，人体の部分では76.7%，猫では74.8%の精度を達成した[12]．これによって，研究者は，ディープラーニングの進歩を確認したと同時に，膨大なデータ，ビッグデータを集めることの重要性を再認識した．米国の GAFA(Google, Ama-zon, Facebook, Apple)と言われる企業が，必死に社会からあらゆるデータを吸い上げる仕組みを作る理由の根源に，この研究の成功がある．

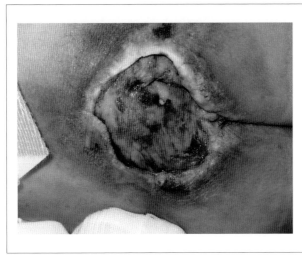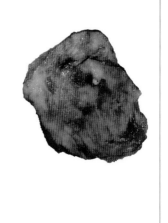

図 6. 仙骨褥瘡の教師データ
創傷の segmentation のため，教師データを作成した．

人工知能の医療への応用

1．医用画像イメージから関心領域を抽出する

CT 画像を取り込み，そのデータから結節性病変（腫瘍や臓器）を抽出する，デジタル画像健常皮膚から創傷の領域を抽出するということが可能である．我々は，396 の仙骨褥瘡のイメージデータから教師データを作成し（図6），4 つのアーキテクチャを使用した CNN で精度を比較した．Unet の ROCAUC（receiver operating characteristic/area under the curve）が 0.99 と高精度で，Unet を使用した CNN モデルの有効性を示すことができた[13]．LinkNet との比較を掲載しておく（図7）．今後，壊死・肉芽組織・健常組織を segmentation できるように再度モデルを構築し直し，創傷評価に応用する計画である．医用画像 segmentation では，CNN（U-net）を使うのが一般的になってきており，3DCT を対象とする場合には，アーキテクチャは，U-net（2 次元画像を対象とする）ではなく，V-Net を使用する[7]．

2．ノイズを減弱し，高解像度の画像を作る

GAN（generative adversarial networks）技術，敵対的生成ネットワークと訳すが，画像を生成する技術である．偽画像を生成する生成器（generator）と本物の画像と生成された画像とを比較する識別器（discriminator）から得られる出力を交互に学習させることにより，より本物らしい偽の画像の生成や，より精巧な偽画像の識別に使用する技術である．胸部単純 X 線写真から骨イメージを差し引いた，bone shadow exclusion を生成し肺野の視認性を高めることなども可能である[7)14)]．（本号 p. 11〜17「AI 技術の医療分野における活用の現状と未来—放射線診断学の視点から—」参照）

3．コンピュータ支援診断（Computer-aided diagnosis；CAD）

CAD には ① 検出支援（computer-aided detection；CADe），② 診断支援（computer-aided diagnosis；CADx）の 2 種類ある．① CADe は画像から病変を探し出す検出支援（存在診断）であり，② CADx は，がんの良性・悪性の分類などの鑑別支援（鑑別診断）である．

Google が，2016 年，約 13 万枚の眼底写真をディープラーニングで解析し，眼科医に匹敵する 98％の高い感度を持つシステムを発表した[15]．2017 年，Stanford 大学のグループは，皮膚がん診断の CAD を発表した．ネットから 13 万件の皮膚病変画像を収集し，悪性黒色腫と良性腫瘍をディープラーニングで学習させた結果，皮膚科医と同等の精度で皮膚がんを診断できた[16]．悪性黒色腫の診断で，CNN を使用した CAD と皮膚科医が対決をしたところ皮膚科医 87％，CAD 95％で，CNN を使用した CAD が勝利した[17]．

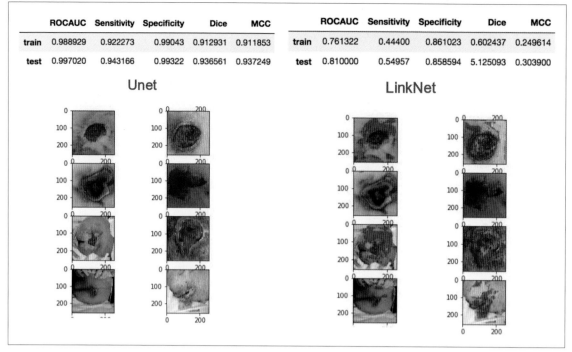

	ROCAUC	Sensitivity	Specificity	Dice	MCC
train	0.988929	0.922273	0.99043	0.912931	0.911853
test	0.997020	0.943166	0.99322	0.936561	0.937249

Unet

	ROCAUC	Sensitivity	Specificity	Dice	MCC
train	0.761322	0.44400	0.861023	0.602437	0.249614
test	0.810000	0.54957	0.858594	5.125093	0.303900

LinkNet

図 7. Unet と LinkNet の比較
Unet は LinkNet と比較して精度が高い.

4. ゲノム情報を臨床で使用するための人工知能

先述の IBM の Watson を医用診断に使用した報告もある. 2016 年東大医科学研究所が, Watson に自然言語で書かれた膨大な数の論文とゲノムデータ(2,000 万件の MEDLINE データ, 1,500 万件の特許データ, National Cancer Institute Pathways;NIH のゲノムデータベースなど)をデータとして与え, 症例を判断するモデルを構築した. この Watson が実際の患者の正確な疾患名を 10 分程度の推論で導くことができ, 適切な治療方法をも提示することができた. 病理検査では急性骨髄性白血病と診断されたが, Watson によるシークエンス後, 慢性骨髄性白血病であることがわかり, 承認された薬剤が使用可能となった. この事例は, 誤診ではなくシークエンスによらない病理診断の限界であるとしている[18]. 宮野氏は, 別の発表の中で, Watson for Genomics を「人知の増強 Augmented Intelligence;AI」と表現し, ヒト(専門医・研究者)を代替えするものではなく, データがなければ AI は完全無能であるとしている[19].

医療の中での人工知能の役割

1. 医療情報通信技術(medical information and communication technology;MICT)

情報通信技術は, 情報技術(information technology;IT)を使用した情報伝達や情報共有をすることを意味する. たとえば, スマートフォンと家電を連携させ, アプリを使って遠隔操作で照明やエアコンのスイッチを入れることなど言う. ICT の医療保健領域への応用が厚生労働省でも検討されている. 主に電子カルテやパーソナルヘルスレコード(Personal Health Record;PHR)などについてである[20]. しかし人工知能 AI は医療保健領域においては, カルテや PHR だけではなく診断と分類, 手術手技などもっと広い領域に使うことができる. その中核を担うのが AI と VR である(図8).

個人的なヘルスケア情報を測定して, クラウド上に記録し, それを蓄積し集約する. この他に PHR や電子カルテ上の医療・ヘルスケアのビッグデータを, AI を使って解析し, その領域の専門医

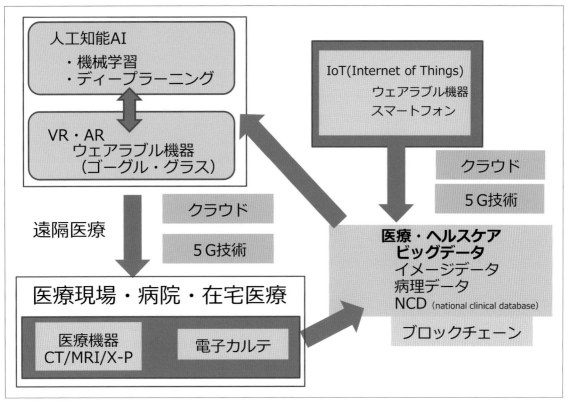

図 8. 医療における ICT の活用．AI と VR の立ち位置

と同程度かそれ以上の精度で診断またはサポートする画像を医療現場に提供する．医療現場では，実際に PC のモニター上ではなく VR や AR を利用すると，清潔野である手術室やカテーテル室などで手技を行いながら，情報を確認することが可能である．動画情報や大きなデータも 5 G 技術を応用すれば Wifi 経由でクリニックや在宅医療（遠隔医療）でも使用することが可能になる．また，5 G が普及すると遠隔地でのロボット手術などにおいても，タイムラグなく手技が可能となる．データの管理においてはブロックチェーンを使用することで，秘匿性を守ることが可能となる．

これからは，AI での解析データをどういう形で医療者に提供するかが重要になる．スマートフォンのアプリや VR 上で提供するというのは，研究の上では可能であるが，その中で持続可能な信頼性の高いビジネスモデルを構築できるかが課題となる．製品化するには，だれがこの製品に対しての費用を支払うのか，医療費からなのか．医療費から支払うとなると PMDA（医薬品医療機器総合

機構）の承認を受けて（クラス II），厚生労働省経済課と折衝をして診療報酬を得なければならないため，ハードルは非常に高くなる．

ただし，人工知能技術を利用した診断支援装置（CAD）を評価する方法は，まだ模索段階にあるが，H29 年度に医薬食品局から「平成 29 年度次世代医療機器・再生医療等製品評価指標作成事業人工知能分野 審査WG報告書」が公表されている．

その中で，人工知能技術を利用した診断支援装置について，ワーキンググループ長の橋爪氏は，ディープラーニングでは，最終結果を導き出すアルゴリズムがブラックボックス化している点に特徴がある．さらに事後学習等による性能変化の内容も基本的にはアウトプットでしか評価できないことから，その評価，運用にあたって新たな課題が生じるとしている．

支援システムが想定外の挙動を示した場合に，使用者に対して当該挙動を通知する仕組みも必要とされる．たとえば，想定外の挙動を判断可能な使用者のみに使用を許可するなどで，使用者に一定の

要件を求める，とされている．想定外の挙動，誤判定等を完全になくすことは，極めて難しいが，誤判定の情報を収集し，対策を講じることができるような運用を考慮する必要がある．FDA およびPMDA の AI 医療機器に関する指針を掲載しておく．

まとめ

人工知能を医療に応用する際に必要なこれらの用語と歴史を含めた基礎知識について概説した．人工知能技術による CAD は，著しく進歩している．ICT とともに数年後の医療社会を大きく変革すると考えられる．審美的な評価が求められる形成外科医にとって人工知能技術を使えば，客観的評価，分類ができる可能性が高い．我々形成外科も人工知能技術を診療に実装する準備をしなければならない．

参考文献

1) 金丸隆志：高校数学からはじめるディープラーニング 初歩からわかる人工知能が働くしくみ．講談社，2020.
2) https://www.ai-gakkai.or.jp/whatsai/AItopics5.html
3) 甘利俊一：脳・心・人工知能 数理で脳を解き明かす．講談社，2016.
4) Fukushima, K.：Neocognitron：a self-organizing neural network model for a mechanism of pattern recognition unaffected by shift in position. Biol Cyber. 36(4)：193-202, 1980.
5) Fukushima, K.：Artificial vision by multi-layered neural networks：neocognitron and its advances. Neural Netw. 37：103-119, 2013.
6) Krizhevsky, A., et al.：ImageNet classification with deep convolutional neural networks. Advances in neural information processing systems 25(NIPS 2012). Pereira, F., et al, ed. pp. 1097-1105, 2012.
7) 藤田広志：医療 AI とディープラーニングシリーズ 医用画像ディープラーニング入門．オーム社，2019.
8) 松尾 豊：レクチャーシリーズ「人工知能とは」にあたって．レクチャーシリーズ「人工知能とは」（第1回）．人工知能．28(1)：138, 2013.
9) https://www.worksight.jp/issues/607.html
10) "Machine Learning textbook". www.cs.cmu.edu. Retrieved 2020-05-28.
11) Rosenblatt, F.：The perceptron：A probabilistic model for information storage and organization in the brain. Psychol Rev. 65(6)：386-408, 1956.
12) https://googleblog.blogspot.com/2012/06/using-large-scale-brain-simulations-for.html
13) Ohura, N., et al.：Convolutional neural networks for wound detection：the role of artificial intelligence in wound care. J Wound Care. 28(Sup 10)：S13-S24, 2019.
14) Huynh, M. C., et al.：Context learning for bone shadow exclusion in CheXNet accuracy improvement. arXiv：2005.06189v1.
15) Gulshan, V., et al.：Development and validation of a deep learning algorithm for detection of diabetic retinopathy in retinal fundus photographs. JAMA. 316(22)：2402-2410, 2016.
16) Esteva, A., et al.：Dermatologist-level classification of skin cancer with deep neural networks. Nature. 542：115-118, 2017.
17) Haenssle, H. A., et al.：Man against machine：Diagnostic performance of a deep learning convolutional neural network for dermoscopic melanoma recognition in comparison to 58 dermatologists. Ann Oncol. 29(8)：1836-1842, 2018.
18) 宮野 悟：がんゲノム医療における人工知能．Brain Nerve. 71(1)：25-32, 2019.
19) https://ganjoho.jp/data/professional/training_seminar/zengankyo/180608_am05.pdf
20) 高雄洋之：鉄腕アトムのような医師．日経 BP 社，2017.
＜FDA の承認を受けた AI を活用した医療機器＞
FDA の AI・機械学習を活用したフレームワークに対する考え方を記載した discussion paper
https://www.fda.gov/files/medical%20devices/published/US-FDA-Artificial-Intelligence-and-Machine-Learning-Discussion-Paper.pdf
https://www.fda.gov/medical-devices/software-medical-device-samd/artificial-intelligence-and-machine-learning-software-medical-device
＜PMDA の AI 医療機器に関する paper＞
https://www.pmda.go.jp/files/000226223.pdf
＜平成 29 年度次世代医療機器・再生医療等製品評価指標作成事業 人工知能分野 審査 WG 報告書＞
http://dmd.nihs.go.jp/jisedai/Imaging_AI_for_public/H29_AI_report_v2.pdf

PEPARS No.166：11-17, 2020

◆特集／形成外科で人工知能(AI)・バーチャルリアリティー(VR)を活用する！

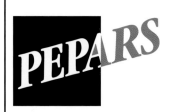

Ⅰ．人工知能(AI)・機械学習・ディープラーニング

AI 技術の医療分野における活用の現状と未来—放射線診断学の視点から—

平原大助*1　　馬場康貴*2　　松本知博*3
橋田和靖*4　　今井　裕*5　　長谷部光泉*6

Key Words：人工知能(artificial intelligence)，ノイズ除去(denoise)，超解像(super resolution)，ロボティック・プロセス・オートメーション(robotic process automation)，敵対的生成ネットワーク(generative adversarial network)

Abstract　　2006 年に「AI のゴッドファーザー」と呼ばれる Geoffrey Hinton によりオートエンコーダを利用したディープラーニング(深層学習)が発明された．深層学習は機械が学習により特徴量を抽出できる点で，人間による知識表現の必要がなくなり第 3 次 AI ブームのきっかけとなった．深層学習の発明で長らく暗黒時代を迎えていたコネクショニズム(人工知能研究においてニューラルネットワークモデルに基づいた知能体を実現・実装する立場)が突如として復活し，同時に記号接地問題(AI の知識表現において，そこで使われる記号を実世界の実体がもつ意味に結び付けられるかという問題)も解決された．すでに画像分類問題で深層学習は人を凌駕していると言っても過言ではない．
　　医療現場は多忙を極めており，AI が現場へ実装され事務的作業や繰り返しのルーチンワークが機械のタスクとなることで，医療専門職におけるタスク・シフティングが期待できる．また，医療には侵襲性が大きい検査や治療があることから患者負担を軽減するためにも深層学習の応用が期待される．筆者らが作成した深層学習モデルを事例として紹介し，現在の医療における AI 活用の可能性を紹介する．更に外科領域での最新の AI 研究を紹介し，形成外科領域での AI 活用の可能性についても述べる．

はじめに

2020 年の現在において，人工知能(artificial intelligence；AI)は，機械であることを意識させることなく自然と日常生活の一部として溶け込んでいる．自動車を運転していると危険を察知してブレーキをかけ安全を守り，高速道路であれば自動で運転してくれる車種も販売されている．多くの人が利用している AI サービスは，スマートフォンやスマートスピーカーに搭載されている対

*1 Daisuke HIRAHARA，〒891-0133　鹿児島市平川町字宇都口 5417-1　学校法人原田学園　経営企画室人工知能教育・研究開発チーム/同，鹿児島医療技術専門学校，兼任講師/聖マリアンナ医科大学大学院医学研究科医療情報処理技術応用研究分野，技術研究員
*2 Yasutaka BABA，〒350-1298　日高市山根 1397-1　埼玉医科大学国際医療センター画像診断科，教授
*3 Tomohiro MATSUMOTO，〒192-0032　八王子市石川町 1838　東海大学医学部専門診療学系画像診断学・付属八王子病院・血管内治療センター，准教授/慶應義塾大学理工学部機械工学科
*4 Kazunobu HASHIDA，東海大学医学部専門診療学系画像診断学・付属八王子病院・血管内治療センター，助教
*5 Yutaka IMAI，東海大学医学部専門診療学系画像診断学・付属八王子病院・血管内治療センター，特任教授
*6 Terumitsu HASEBE，東海大学医学部専門診療学系画像診断学・付属八王子病院・血管内治療センター，教授/慶應義塾大学理工学部機械工学科，訪問教授/慶應義塾大学病院臨床研究推進センター，客員教授

話型 AI であろう．この対話型 AI に話しかければ，情報検索やスケジュール登録など，まるで秘書がついているかのような快適なタスク処理を速やかに行うことが日常的になりつつある．このような便利なサービスを体感すると，ドラえもんのようなロボットが一家に 1 台いることも，遠くない未来であると実感できる．本稿では，この "AI" について基礎から概説し，医療応用への発想の想起の一助になればいいという思いから，"AI" の歴史から紹介し，医療と AI について述べる．

Wikipedia によると「知能」とは，論理的に考える，計画を立てる，問題を解決する，抽象的に考える，考えを把握する，言語機能，学習機能など，様々な知的活動を含む心の特性のことである．我々人間がもつ高い知能を機械に行わせるという「人工知能」という概念が言語化される以前の 1943 年に，神経生理学者で外科医でもあった Warren Sturgis McCulloch と論理学者の Walter J. Pitts によりニューラルネットワークの基礎である形式ニューロンの論文が発表された[1]．人工知能の考え方は，第二次世界大戦終戦直後の 1947 年（昭和 22 年）に英国の天才数学者と呼ばれた Alan Mathieson Turing が最初に提唱したと言われている．そして，1956 年に米国で開催されたダートマス会議において計算機科学者で認知科学者である John McCarthy により AI がはじめて実際に学術分野の専門用語として言語化された．第 1 次 AI ブームと呼ばれるこの時代は希望に満ち溢れており，人間と同じふるまいを行える汎用型 AI（いわゆる "強い AI" と呼ばれる）が完成すると考えられていた．しかし当時の計算機の能力と AI に学習させる理論では早々に限界を迎え，その後に到来した第 2 次 AI ブームを経て，第 3 次 AI ブームの現在では，特化型 AI（弱い AI）に関しては非常に良好な成績を得られるようになっている．これは，2006 年 Geoffrey Hinton によりオートエンコーダを利用した "深層学習（deep learning）技術" が開発されたことがきっかけである．Geoffrey Hinton は，deep learning のゴッド

ファーザーという異名をとっており，トロント大学および Google 社において現在も研究指導をしている．深層学習は大量のデータから機械が与えられたデータの特徴を自ら学習するという特徴があり，「ビッグデータ」というキーワードも流行した．深層学習技術が広く認知され AI への期待が大きく高まったのは開発から 6 年後，2012 年の ILSVRC（ImageNet Large Scale Visual Recognition Challenge）という画像認識精度を競うコンペティションである[2]．ILSVRC は，1,000 クラスという多種類の画像データセットに対して画像がどのクラスに該当するかを自動分類させ，エラー率を競うものである．深層学習技術を用いて作られた AI モデルは，毎年数％しかエラー率を改善させられなかった SIFT（Scale-Invariant Feature Transform）[3] やサポートベクターマシン[4] などの従来の手法とは異なり，一気にエラー率を 10％以上も改善させた．2015 年には人間よりエラーが少ないモデル（ResNet）が発表され，その後もエラー率を改善させている（図 1）．

このことをきっかけに様々な分野において技術開発が加速し，ついには人間を超えるような性能を達成できるようになった．今の急速な AI の発展は深層学習技術の登場が大きいと考えられているが，同時に高性能で安い Graphic Processing Unit（GPU）（リアルタイム画像処理に特化した演算装置あるいは半導体チップ（プロセッサ））が実現した計算機環境の向上も挙げられる．これらの背景から，AI 技術が社会の様々な分野へ実装され，顔認証・音声認証・自動運転などを通じて，社会の安全や効率性の向上に寄与している．医療分野においては，AI 先進国のひとつである米国では，アメリカ食品医薬品局（FDA）に認可された AI 搭載医療機器は既に 2 桁に達している．本邦においても，医薬品医療機器総合機構（PMDA）の専門委員でもある筆者の長谷部や前・日本医学放射線学会理事長である今井がその審査の一部を担当し，AI が搭載された CT や MRI などの画像診断機器が薬事承認を受け，既に販売が始まっている．

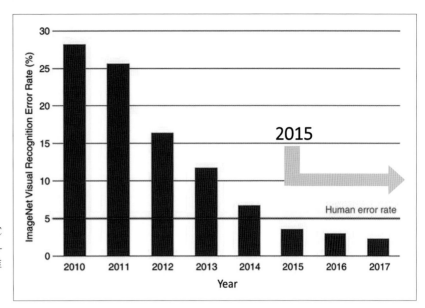

図 1.
大規模画像認識コンテスト：ILSVRC
(ImageNet Large Scale Visual Rec-
ognition Challenge）のエラー率の推
移（2010 年〜2017 年）

2020 年から振り返ると AI の歴史はまだ 80 年に
も満たないことがわかる．人間を超えるような
AI が誕生したのは 2015 年の ILSVRC における
ResNet であるが，一般的に人を超えたことが認
知されたきっかけは，Google DeepMind 社が開発
した囲碁の AI である AlphaGo[5]が，世界最強と呼
ばれた棋士に 4 勝 1 敗で勝利したニュースであっ
たと思う．囲碁や将棋の世界では，AI が人間のラ
イバルとしてだけではなく，新しい戦略を教える
教師としても活用されている．

次節からは医療における AI の可能性や活用例
を紹介し，形成外科領域での AI の可能性につい
て述べていく．

医療における AI 活用と課題

AI はすでに日常生活で意識せずに利用されて
いることを先に述べた．医療においても今後は診
療録，看護記録，リハ記録の要約や解析，問診，
検査，画像処理，画像診断，症状や病気に応じた
検査や処方薬の推奨，心電図やパルスオキシメー
タ信号解析による急変予測など，広い範囲で活用
されていくことが予測される．特に問診，検査，
画像処理，画像診断の領域には「すぐにでも使え
る」AI が実装されることが予想される．もちろん
責任（例えば診断に直接関与する AI の場合は，医
師の最終診断承認が必要）の所在や AI の保守の担

当を明確に定義し，AI 予測精度や AI 業務の質を
正確に評価し，必要があれば再学習や利用環境ご
との最適化を行う判断と実施できるスキルを持っ
た専門職の配置が必要となる．

電子カルテの普及にあたり基礎情報に精通した
医療専門職が必要になったように，AI が普及して
いく過程でも AI 技術に精通した医療専門職が必
要になることが考えられる．医療は多くの専門職
でチームとして機能している．医師が診断や治療
を決定することからその責務は大きく，重い負担
を強いられる．他の医療専門職も生命を預かる業
務であることから多忙であっても正確な仕事が常
に求められる．それぞれの専門職が AI を最大限
に活用し，あるいは AI のサポートによって専門
職としての責務を効率的に正確かつスピーディー
に果たせるようになることで，業務に余裕が生ま
れ，ミスが少なく安心して医療が提供できるよう
になると思われる．

医師・看護師等の多忙な医療専門職が勤務する
医療現場の現状を軽減する可能性がある技術に，
他分野で活用が盛んになってきている robotic
process automation（RPA）が挙げられる．RPA は
人がパソコンで操作する定型的な作業を効率化・
自動化するソフトウェアロボットである．RPA と
AI により発展している音声認識技術や OCR 技術
を利活用することで，医療専門職のタスク・シフ

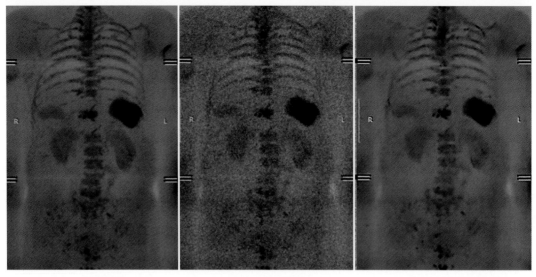

a．目標画像　　　　　　　　b．ノイズ画像　　　　　　　c．AI モデル出力画像

図 2．MRI 画像ノイズ除去モデル

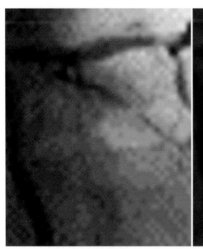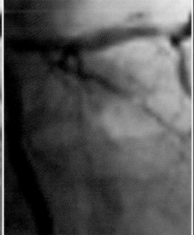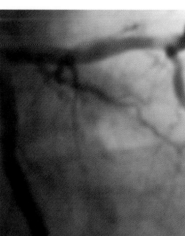

a．入力画像　　　　　　　b．バイキュービック法　　　　c．AI モデル出力画像

図 3．心血管造影画像解像度変換モデル

ティングを実現することも可能となる．

　筆頭筆者の平原は医用画像の AI を専門としている．ここから筆者らが実際に作成した AI を紹介する．

　最初に MRI 画像からノイズを除去する AI モデルを紹介する（図 2）．図 2 の左が原画像であり目標となる画像である．中央が AI でノイズを除去したい画像である．右がノイズ除去を学習したAI が中央のノイズ画像からノイズを除去し出力した画像である．臨床で利用できるレベルのノイズ除去性能を有していることが確認できる．

　次の 1 例として，低い解像度の画像を高い解像度へ変換する超解像モデルの例を心血管造影画像で示す（図 3）．図 3 の左は 103 ピクセル×91 ピクセルの低い解像度の画像である．従来から Adobe社の Photoshop などにも搭載されているバイキュービック法（一般的に 3 次補間法と呼ばれる）で補間処理し 412 ピクセル×364 ピクセルへ変換したのが中央の画像である．右画像は，超解像アルゴリズムの 1 つとして知られる SRGAN（Super-Resolution Using Generative Adversarial Network）という AI 技術を使い 412 ピクセル×

a | b

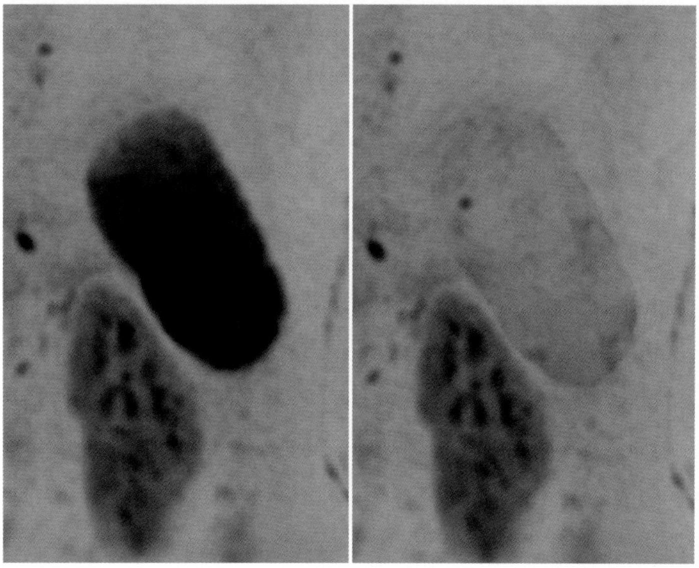

図 4.
不要信号除去モデル
　a：入力画像
　b：AI モデル出力画像

364 ピクセルへ変換したものである．比較すると低解像度の画像では血管の走行が確認できないが，補間法や SRGAN で解像度を高くしたものでは走行が確認しやすくなっている．特に AI で高解像度へ変換した画像は大幅に画質が改善していることが確認できる．

　次の 1 例として，不要信号除去モデルを紹介する．このモデルは医師が診断する際にアーチファクトや重なった正常組織の信号を除去し，診断決定の補助を行う目的で作成したモデルである（図 4）．図 4 は MRI の拡散強調画像の脾臓の冠状断画像である．拡散強調画像において脾臓が高信号となることで脾臓の前後の信号が確認しにくい．脾臓信号を学習させた AI により脾臓信号を左の入力画像から除去させることで，右のような出力画像が得られ見辛かった信号を確認しやすくなっている．

　以上は，筆者らが作成した医用画像分野 AI モデルの事例を紹介したが，その有用性は明らかである．医用画像分野は AI の活用が医療全体の中で最も進んでいる分野のひとつである．今後は医療全体で更に AI が活用されていくことを，医用画像 AI 事例を通して実感して頂ければ幸いである．

外科領域における AI 活用

　外科手術における低侵襲手術は，患者への侵襲が少なく早期離床・早期退院が可能であり，患者の生活の質の向上に貢献できる．しかし，術者にとって低侵襲手術は，臓器を直視・触診することができず，視野も狭いということから肉体的・精神的負担が大きい．この課題を解決するために深層学習を用いた手術支援の研究成果が多数報告されている．外科領域における AI 活用の代表例として，ここでは低侵襲手術を対象とした研究の動向について述べる．

　外科治療応用として，内視鏡画像を入力すると，その画像内から腫瘍などの対象物を検出するという支援方法がある．この支援を実現する手法として研究されている方法は 2 種類あり，ひとつは画像を入力すると，目的となる対象物を自動検出し，画面表示に矩形などの表示でオーバーレイして知らせるものである．もうひとつは，画像から切り出した小さな領域に目的の対象物の有無を判定するものである．研究開発例として，内視鏡画像から対象腫瘍やポリープを検出するモデルがある．また，画像全体から対象腫瘍やポリープを検出する研究[6]と小さな領域から機械が学習し，早期胃がんを検出する研究もある[7]．

　これまで紹介した AI 検出技術は，腫瘍やポ

リープなどが対象であったが，術具を検出するモデルも研究開発されている．このAIモデルでは，術具と各体内組織との立体的な位置関係を把握することが可能となり，視野が狭い術式において空間的な安全性を確保するだけでなく，術者の手術手技を評価することも可能となる[8]．da Vinci 手術ロボットシステムにおいて，CNN(Convolutional Neural Network；視覚野の特徴抽出の仕組みをモデル化したAIの1つ)により内視鏡画像から術具を検出するとともに，その3次元位置を推定する手法を構築している研究[9]もあり，今後も手術の安全性を確保するため，AIを手術へ利活用する研究は発展していくと考えられる．

形成外科領域における AI 活用の可能性

可能性が高いと考えられるのは顔面骨骨折へのAI活用である．顔面は，交通事故や転倒/転落，スポーツや暴力など様々な原因によって，損傷を受ける機会が多い．顔面は人に注目される部位であり，受傷の醜形を外科的に修復する必要がある．受傷の程度により，顔面の変形や傷跡の修復がどれくらいになるのかを事前にインタラクティブに示すことができれば患者や家族に説明と同意が得られやすい．そこで，過去の症例の受傷時の画像と術後の画像を敵対的生成ネットワーク(Generative Adversarial Network；GAN)で学習させ，新規患者の受傷後画像から修復後の顔面の画像を出力する予測モデルを作成しておくことが考えられる．この出力画像があることで，術者も目標となるレベルを画像としてイメージしやすくなる可能性がある．

顔面骨骨折の例で述べたが，その他の領域においても過去の症例の術前と術後の画像をAIに学習させ，形成外科的に最適な術式や治療法を提案してくれるようになれば，現在の囲碁や将棋界に起こっている，AIを知識向上や技術向上に役立てる応用的な利用が一般的になる未来も考えられる．これらの応用法については，形成外科領域の専門家の先生方との多くの共同研究をしていく必要があり，いつでもお声がけいただきたいと考えている．

おわりに

本稿ではAIの歴史から医療への応用につき紹介した．今後も急速に発展し医療分野に実装されていくAIの知見や動向を把握し，私たちがAIを医療の現場の課題解決に上手に利用し，私たちの健康寿命延伸や未来の人類の幸福と医学の発展のために開発しどのように活用していくかを，私たち医療に携わる人間が考えていくことが重要である．AIは人を完全に置き換えることはないと考えており，それは医療現場においても医療の専門家を完全に置き換えることはできないと考えている．しかしながら，筆者らは「これまで人間がやっていた業務の一部をAIが代わりに担当することで，その分のリソースを患者にしっかり寄り添うケアを提供するのに充てられる」ことを医療AIに期待している．

参考文献

1) McCulloch, W. S., Pitts, W.：A logical calculus of the ideas immanent in nervous activity. Bull Math Biol. **7**：115-133, 1943.
2) Russakovsky, O., et al.：ImageNet large scale visual recognition challenge. Int J Comput Vis. **115**(3)：211-252, 2015.
3) Panchal, P. M., et al.：A comparison of SIFT and SURF. Int J Innovat Res Comput Comm Eng. **1**(2)：323-327, 2013.
4) El-Naqa, I., et al.：A Support Vector Machine approach for detection of microcalcifications. IEEE T Med Imaging. **21**(12)：1552-1563, 2002.
5) Silver, D., et al.：Mastering the game of Go with deep neural networks and tree searc. Nature. **529**：484-489, 2016.
   Summary　コンピュータが人間に打ち勝つことが最も難しいと考えられてきた囲碁分野において，人工知能が圧勝した結果は世界に衝撃をもたらした．
6) Misawa, M., et al.：Artificial intelligence-assisted polyp detection for colonoscopy. Initial experi-

ence. Gastroenterology. **154**(8)：2027-2029, 2018.

7）Sakai, Y., et al.：Automatic detection of early gastric cancer in endoscopic images using a transferring convolutional neural network. Proceeding of the 40th Annual International Conference of the IEEE Engineering in Medicine and Biology Society. pp. 4138-4141, 2018.

8）Law, H., et al.：Surgeon Technical Skill Assessment using Computer Vision based Analysis. Proceedings of the 2nd Machine Learning for Healthcare Conference. pp. 88-99, 2017.

9）堤田有美ほか：深層学習と術具3次元形状モデルの組み合わせによるロボット支援内視鏡手術画像からの術具位置姿勢推定．日コンピュータ外会誌．**20**(4)：258，2018.

PEPARS No.166：18-26, 2020

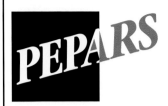

◆特集／形成外科で人工知能(AI)・バーチャルリアリティー(VR)を活用する！

Ⅰ. 人工知能(AI)・機械学習・ディープラーニング

AI技術の皮膚腫瘍画像の分類とセファログラムへの応用

西本　聡*

Key Words：深層学習(deep learning)，画像分類(image classification)，回帰分析(regression analysis)，インターネット(internet)，ウェブスクレイピング(web scraping)，データ拡張(data augmentation)

Abstract　　人工知能(AI)や機械学習というと専門的すぎて，我々形成外科医には手の出せない遠い世界のものという印象を持っている方も多いであろう．機械学習の一手法としてディープラーニングというものがあり，昨今コンピュータが物事を"認識する"手段として急発達してきた．画像識別に関しては発達が著しく，2015年にはヒトを超えたされている．ディープラーニングに関しては入門書があるが，筆者はそのうちの1つに載っていた手法をそのまま応用，あるいはコピーアンドペーストするだけで，ある程度の皮膚腫瘍画像の分類をすることができた．また，ほぼ同じ手法でセファログラム上の特徴点をプロットするプログラムを作成できた．機械学習にはデータの量が必要である．インターネット上の画像を利用し，データ拡張という手段を用いてこれに対処した．データを準備する上では形成外科医としての知識が不可欠であることも実感された．

はじめに

　神経細胞はシナプスを介して信号を受け取り，ある閾値を超えると発火し，次の神経細胞へ電位変化として信号を伝える．1943年に神経生理学者・外科医のMcCullochと論理学者・数学者のPittsは数学論理的に神経細胞を模した(formal neuron)[1]．複数の入力(0か1)それぞれに重みをかけて合計し，閾値以下ならば0を，超えれば1を出力する(ステップ関数)．これを複数層組み合わせることで1958年Rosenblattは脳の機能をモデル化する可能性を示した(パーセプトロン)[2]．論理ニューロンを組み合わせるのでニューラルネットワークと呼ばれる考え方[3][4]である．出力を0,1の二値ではなく連続値とする活性化関数が用いられ，誤差逆伝播学習法の導入などで大きく発展した．データに正解が用意されていて，機械が判断した答えがはずれていれば，正解に近づける

ように反復学習(最適化)することを教師付き学習と呼ぶ．一般に4層以上の深いニューラルネットワークを用いて最適化(学習)することをディープラーニングと呼ぶ．2010年代の人工知能ブームはディープラーニングの寄与が大きい．

　大規模画像認識のコンテストImageNet Large Scale Visual Recognition Challenge(ILSVRC)は2010年に始まった．2012年にトロント大学のAlexNet[5]と呼ばれるディープラーニングを使ったプログラムが圧勝し，以来ディープラーニングを使ったものが優勝し続け，2015年にはヒトの正解率である95%を超えた[6]．「コンピューターが眼を持った」と言われ，画像処理の技術は格段に進歩した．

　ディープラーニングを行うにおいて必要なソフトウエアはほとんどが無料で入手でき，パソコン上で行うこともできる．ここではディープラーニングによる画像処理である分類と回帰分析について筆者の経験を紹介する．

　使用したコンピューターは特別なものではなく(CPU：AMD A10-7850K 3.70 GHz(Advanced

---

* Soh NISHIMOTO，〒663-8501 西宮市武庫川町1-1　兵庫医科大学形成外科，教授

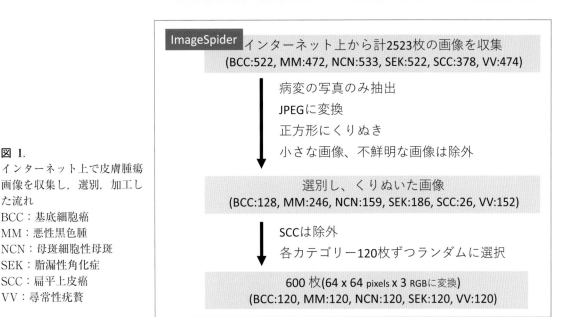

図 1.
インターネット上で皮膚腫瘍画像を収集し，選別，加工した流れ
BCC：基底細胞癌
MM：悪性黒色腫
NCN：母斑細胞性母斑
SEK：脂漏性角化症
SCC：扁平上皮癌
VV：尋常性疣贅

ImageSpider インターネット上から計2523枚の画像を収集
(BCC:522, MM:472, NCN:533, SEK:522, SCC:378, VV:474)

病変の写真のみ抽出
JPEGに変換
正方形にくりぬき
小さな画像、不鮮明な画像は除外

選別し、くりぬいた画像
(BCC:128, MM:246, NCN:159, SEK:186, SCC:26, VV:152)

SCCは除外
各カテゴリー120枚ずつランダムに選択

600 枚(64 x 64 pixels x 3 RGBに変換)
(BCC:120, MM:120, NCN:120, SEK:120, VV:120)

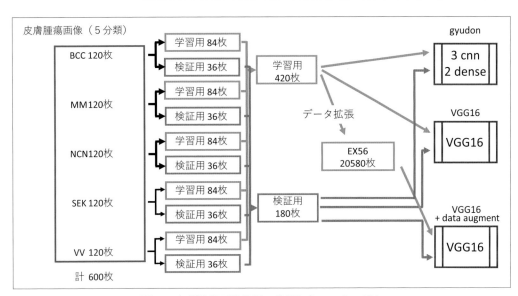

図 2. 皮膚腫瘍画像分類に使用したデータの流れ
BCC：基底細胞癌，MM：悪性黒色腫，NCN：母斑細胞性母斑，SEK：脂漏性角化症，VV：尋常性疣贅

Micro Systems, Sunnyvale, CA, USA)，RAM：24.0 GB, GPU：GeForce GTX1080 8 GB(nVIDIA, Santa Clara, CA, USA)，Windows 10 home(Microsoft Corporations, Redmond, WA, USA))，GPUはゲームもできるものだが，高速計算用のものを装着している．

皮膚腫瘍画像分類

我々は 2016 年ごろよりディープラーニングによる皮膚腫瘍写真の分類を試みた．当初は自施設で管理している写真を使用しようとしたが，データ数が少なく断念した．代わりにインターネット上の画像を収集し，パーソナルコンピューターにて学習，分類を試みた[7]．

1．画像収集および目視による分類(図1，2)

ウェブスクレイピングと呼ばれる技術はウェブサイトから情報を抽出する技術である．フリーソフトの ImageSpider(https://kurima.sakura.ne.jp/)を用い，Google 画像検索から基底細胞癌(以下，BCC)，悪性黒色腫(以下，MM)，母斑細

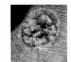

CNN prediction
BCC 0.0000
MM 0.0000
NCN 0.0000
SEK 0.0000
category: VV VV 1.0000
          correct

CNN prediction
BCC 0.0020
MM 0.9980
NCN 0.0000
SEK 0.0000
category: MM VV 0.0000
          correct

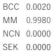

CNN prediction
BCC 0.0000
MM 0.0000
NCN 0.0000
SEK 1.0000
category: SEK VV 0.0000
           correct

CNN prediction
BCC 0.0000
MM 0.0000
NCN 0.9902
SEK 0.0090
category: NCN VV 0.0008
           correct

CNN prediction
BCC 0.9861
MM 0.0000
NCN 0.0138
SEK 0.0000
category: BCC VV 0.0000
           correct

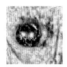

CNN prediction
BCC 0.0000
MM 0.0064
NCN 0.9935
SEK 0.0000
category: MM VV 0.0000
          wrong

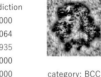

CNN prediction
BCC 0.0000
MM 0.9999
NCN 0.0000
SEK 0.0000
category: BCC VV 0.0000
           wrong

CNN prediction
BCC 0.9978
MM 0.0002
NCN 0.0005
SEK 0.0000
category: NCN VV 0.0018
           wrong

CNN prediction
BCC 0.0000
MM 0.9946
NCN 0.0000
SEK 0.0053
category: SEK VV 0.0000
           wrong

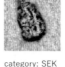

CNN prediction
BCC 0.7407
MM 0.0000
NCN 0.0003
SEK 0.1153
category: VV VV 0.1437
          wrong

図 3.
皮膚腫瘍画像分類の判定例
上段：正解例
下段：不正解例
（文献 7 より引用改変）

胞性母斑（以下，NCN），脂漏性角化症（以下，SEK），扁平上皮癌（以下，SCC），尋常性疣贅（以下，VV）をキーワード（"basal cell carcinoma"，"basal cell epithelioma"，"基底細胞癌"，"基底細胞上皮腫"，"malignant melanoma"，"悪性黒色腫"，"pigmented nevus"，"nevus cell nevus"，"色素性母斑"，"母斑細胞性母斑"，"seborrheic keratosis"，"脂漏性角化症"，"squamous cell carcinoma"，"扁平上皮癌"，"verruca vulgaris"，"尋常性疣贅"）検索し，関連のある 2,523 枚の画像を入手した．目視にて病変の写真のみ抽出，JPEG に変換，病変部を正方形にくりぬき，小さな画像や不鮮明な画像は除外した．この時点で BCC 128 枚，MM 246 枚，NCN 159 枚，SEK 186 枚，SCC 26 枚，VV 152 枚の画像が残った．SCC はデータ数が少ないので以下の操作からは除外した．各カテゴリーからランダムに 120 枚ずつ抽出し，またランダムにそれぞれ 84 枚の学習画像と 36 枚の検証画像に分け，5 カテゴリー，計 600 枚（学習画像

420 枚，検証画像 180 枚）のデータセットを用意した．画像サイズは 64×64 ピクセルにリサイズして統一した．

2．ディープラーニングおよび予測検証（図 3, 4）

A．牛丼画像判別プログラム

ソフトウエアはすべてフリーソフト（Python3.5，Anaconda3-4.2.0，Spyder3.0，tesorflow1.1，Keras1.2.2）を用いた．あるディープラーニング入門書[8]の中で紹介されている牛丼画像を判別するプログラム（畳み込み 3 層，全結合 2 層）をほぼそのまま使用し，20 回学習すると，学習時間は 7.46 秒，180 枚画像での検証時間は 0.5 秒以下，63.3%の検証精度が得られた．

B．ファインチューニング

2014 年の ILSVRC に Oxford 大学のチームが挑み好成績を上げた 16 層のモデル（学習プログラム）は VGG16[9]と呼ばれている．既存の学習済みモデルでその重みとバイアスパラメータの一部を再学習させる（ある分野で賢いと評判のプログラ

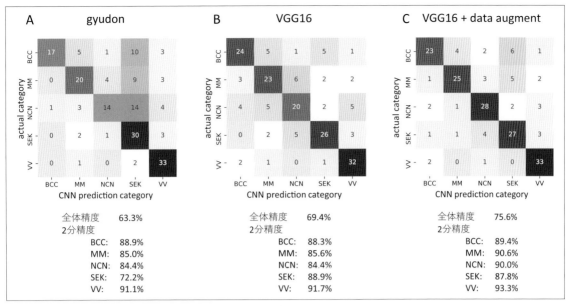

図 4. 皮膚腫瘍画像分類の confusion matrix
縦に正答の分類，横に機械判定の分類とし，頻度の高いところは赤く，頻度の低いところは青く表現した(ヒートマップ表示)．左上から右下への対角線に頻度が高くなると正解率が高いことを示す．左から A：gyudon，B：VGG16 ファインチューニング，C：データ拡張した学習画像を使った VGG16 ファインチューニングでの 180 枚の検証画像における結果

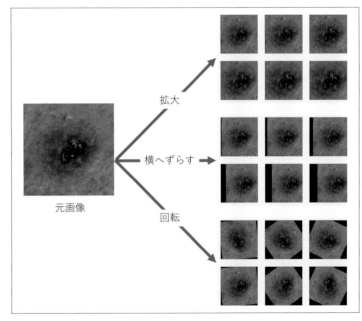

図 5.
データ拡張(data augmentation)の例

ムに別の仕事を覚えさせる)ことをファインチューニングと呼ぶ．VGG16 を先述のデータでファインチューニングした．20 回学習すると，学習時間は 9.20 秒，69.4% の検証精度が得られた．

C．データ拡張

検証精度を上げるためには学習データの量を増やすことが必要だが，手持ちのデータを加工して増やす手法としてデータ拡張(data augmentation)という手法がある(図5)．学習画像を反転，回転させる，縦横にずらす，拡大するなどして得た 23,940 枚(56 倍：Ex56)のデータセットを得た．20 回学習にて，学習時間は 4 分 47 秒，検証精度は 75.6% となった．

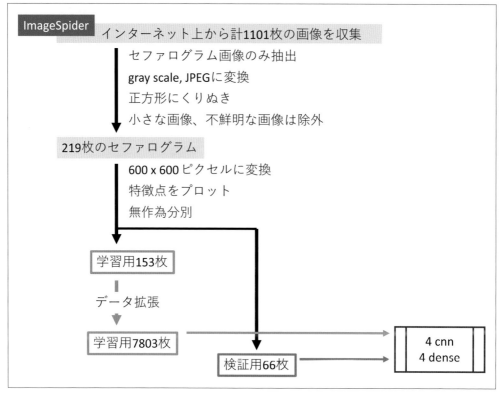

図 6．インターネット上からセファログラムを収集し，学習，判定させるまでの流れ

セファログラム自動解析

ディープラーニングは画像分類から発達したが，回帰問題（数値を予想する）も扱える[10)11)]．プログラム上は出力の段階が一部変わるだけでほとんどの部分は共通である．

顔面規格撮影：セファログラムは頭蓋顔面の状態を把握する上で多くの情報を与えてくれる．その解析のためには多数の特徴点をプロットし，特徴点間距離や基準面間の角度を計測するが，特徴点をプロットする作業は時間と経験を要する．セファログラムの機械による自動解析をディープラーニングを用いて行ってみた[12)]．

1．画像収集および特徴点のプロット（図 6）

前述の皮膚腫瘍画像分類と同様，セファログラム画像をインターネット上から収集した．目視でセファログラムの側面像を選び出し，鼻が右側となるように揃え，JPEG フォーマットにして正方形にくりぬいた．600×600 ピクセルにリサイズし，219 枚の画像を得た．1 枚ずつ画像を開き 10 か所の特徴点をそれぞれプロットし，0-600 の X，Y 座標を得た（ground truth 座標）．ランダムに 153 枚の学習画像と 66 枚の検証画像に分けた．

2．データ拡張

学習画像は 51 倍にデータ拡張を行い，7,803 枚とそれぞれの特徴点座標を算出した．

3．ディープラーニングおよび予測検証（図 7）

4 層の畳み込み層と 4 層の全結合層を含むモデルで 20 個の数字（10 か所の X，Y 座標）を出力するよう 500 回学習させた．画像は 256×256 ピクセルに圧縮して入力した．学習時間は 6 時間程度かかった．検証画像 66 枚それぞれの予測点座標と ground truth 座標の距離（予測誤差）を表 1 に示す．7 組の 2 点間距離と 5 つの角度において ground truth 座標間と予測点間で有意差を認めなかった（表 2）．収集してきた画像のサイズに統一性がないため，また，同じデータでヒトのプロットと比較することなどを行わないと客観性がないが，方法論としてはある程度評価できるのではないかと考える．

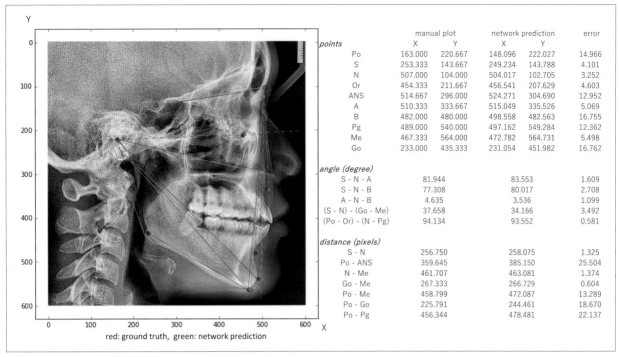

図 7. セファログラム上の特徴点予測の例
(https://commons.wikimedia.org/wiki/File:Cephalometric_radiograph.JPG を正方形にくりぬいた画像を使用)
赤は筆者がプロットした特徴点(ground truth). 緑はニューラルネットワークが予測した特徴点. それぞれの座標(600×600)から点間距離, 角度などが計算され, 予測誤差が算出される.
Po：Porion　　　S：Sella　　　N：Nasion　　　Or：Orbitale　　　ANS：Anterior nasal spine
A：Point A　　　B：Point B　　　Pg：Pogonion　　　Me：Menton　　　Go：Gonion
（文献 12 より引用改変）

表 1. 66 枚の検証画像における各特徴点の予測誤差(予測点座標と
　　　ground truth 座標の距離)

Po：Porion　　　S：Sella　　　N：Nasion　　　Or：Orbitale　　　ANS：Anterior nasal spine
A：Point A　　　B：Point B　　　Pg：Pogonion　　　Me：Menton　　　Go：Gonion

	Po	S	N	Or	ANS	A	B	Pg	Me	Go	over all
平　均	20.25	18.01	20.37	15.35	17.13	14.88	15.01	15.12	14.82	19.29	17.02
標準偏差	12.43	11.17	13.74	10.97	10.23	9.15	9.37	10.86	10.45	10.79	11.13
中央値	19.15	16.35	17.94	12.79	15.64	13.94	14.24	13.60	12.87	17.10	16.22

（ピクセル）

考　察

1. データサイエンスとインターネット
A. オープンで寛容な環境

　人工知能が急速に発達した要因の 1 つとして, オープンで寛容な環境が挙げられる. 必要なソフトウエアはインターネットで入手可能でほとんどが無料である. アルゴリズムやコードは公開され, コピーして使用することも可能である. また, 重要な報告は高い割合で査読のない論文や学会発表である. データサイエンスの発展において, インターネットとそれによって大規模収集が可能になったビッグデータは重要な役割を果たしてきた. インターネット上には毎日, 新しい画像がどんどんアップロードされている. これを収集することは, 既存のソフトウエアでごく短時間に行える.

表 2. 66枚の検証画像における ground truth 座標とニューラル
ネットワークが予測した特徴点から計算した角度と距離
対応のある t 検定を行ったところ 2 群間で有意差を認めなかった.

Po：Porion	S：Sella	N：Nasion	Or：Orbitale	ANS：Anterior nasal spine
A：Point A	B：Point B	Pg：Pogonion	Me：Menton	Go：Gonion

角　度				距　離		
	ground truth	予測点	p-value		ground truth	予測点	p-value
S-N-A				S-N		
平均	85.47	85.22	0.709	平均	286.98	290.17	0.151
標準偏差	6.01	2.56		標準偏差	24.97	16.37	
中央値	85.14	85.51		中央値	288.75	290.64	
S-N-B				Po-ANS		
平均	82.39	81.84	0.357	平均	411.99	414.25	0.453
標準偏差	6.20	2.85		標準偏差	37.95	26.27	
中央値	82.17	82.24		中央値	408.97	412.57	
A-N-B				N-Me		
平均	4.01	3.57	0.203	平均	484.57	484.15	0.879
標準偏差	2.31	1.62		標準偏差	39.90	24.25	
中央値	3.87	3.53		中央値	483.87	482.59	
(S-N)-(Go-Me)				Go-Me		
平均	32.25	31.72	0.382	平均	276.80	278.82	0.418
標準偏差	7.16	3.96		標準偏差	26.11	17.30	
中央値	31.36	31.32		中央値	275.38	280.93	
(Po-Or)-(N-Pg)				Po-Me		
平均	92.62	93.00	0.382	平均	510.66	510.23	0.864
標準偏差	5.32	2.66		標準偏差	40.06	28.67	
中央値	93.21	92.97		中央値	508.90	510.04	
				Po-Go		
				平均	270.53	270.92	0.881
				標準偏差	28.3	16.93	
				中央値	268.13	269.98	
				Po-Pg		
				平均	512.74	513.17	0.865
				標準偏差	41.25	28.84	
				中央値	508.98	513.21	

B．インターネット上の画像利用

　しかし，インターネット上の画像を使用する際には注意が必要である．キーワード検索して集めてもそのままデータとして使えるかどうかはわからない．我々の行った皮膚腫瘍の分類についても，画像として収集されたものの中にはヒト症例の皮膚病変のものもあるが，イヌのもの，粘膜病変，X線画像，シンチグラム，病理写真，模式図などが含まれており，1枚ずつ目視で確認する必要がある．また，診断として間違っていたりする

ものもあり，これを除外するためには臨床医としての目が必要であった．画像の明るさやコントラストも問題で，目視であまりにも不鮮明なものは除外した．セファログラムにおいては画像の中にマーキングや鉛筆などの書き込みのあるものもあったが，特徴点がかくれてしまっていなければデータに含めた．セファログラム画像を1枚ずつ開き，10点の特徴点をプロットし，その座標を整理してゆく工程にはかなりの時間を要した．
　インターネット上の画像には著作権が設定され

ているものもあり，設定されていないもの，あるいはパブリックドメイン(知的財産権を行使し得る者が存在しない)のものもある．収集してきた画像の著作権がどうなっているかを1枚ずつ調べることは現実的には難しい．日本の改正前著作権法第47条の7に『著作物は，電子計算機による情報解析(多数の著作物その他の大量の情報から，当該情報を構成する言語，音，影像その他の要素に係る情報を抽出し，比較，分類その他の統計的な解析を行うことをいう．以下この条において同じ．)を行うことを目的とする場合には，必要と認められる限度において，記録媒体への記録又は翻案(これにより創作した二次的著作物の記録を含む)を行うことができる．』とあり，たとえ営利目的であってもインターネットから著作権者の承諾なく情報を収集して解析が可能であるとされている．しかし，収集して作ったデータセットを譲渡することには制限があった．2019年施行の改正著作権法30条の4第2号により，作成したデータセットを譲渡することも可能となった．ただし画像それぞれの著作権は守られているため著作権者の利益を不当に害してはならない．

2．医療とディープラーニング

A．ディープラーニングの容認

コンピューターはやみくもに予測しているわけではなく，数字の行列の四則計算に基づいて計算するので厳密には予測根拠を追うことができるが，あまりに膨大なパラメータ数のため，ヒトには理解しにくい．医療で利用するためにはこのあたりの問題の解決あるいは容認が必要であろう．

B．データの重要性と医療情報

ディープラーニングを含む機械学習においては学習するためのデータ(教師データ)が必要である．本稿で示したようにデータ拡張は有効な手立てではあるが，元データの質と量が不足していれば，予測結果も片寄ったものとなる．本稿で紹介した事例においては自前のデータ数では十分でなかったため，インターネット上から画像を収集した．インターネット上の画像はこれからも増えて

ゆくであろうが，質という点では低いと言わざるを得ない．2017年に施行された改正個人情報保護法によって患者の医療情報は「要配慮個人情報」とされ，同意取得や匿名化を行わないと収集，分析することもできなくなっていたが，2018年施行のいわゆる「医療ビッグデータ」法によりオプトアウト(本人の求めに応じて情報の提供を停止する)手続きを行えば，第三者に医療情報を提供することが可能となった．ただし，その利用目的は医療分野に限られており，窮屈さは否めない．形成外科は人工知能に対する理解，応用において遅れをとっている感がある．形成外科においても多施設からデータを収集するシステムを構築すべきと考える．

まとめ

人工知能は発展途上であり，何でもできる汎用型(「強い」)人工知能の出現にはまだ時間がかかりそうであるが，特化型人工知能においてはヒトの能力をはるかに超えるものも実用化されている．医療者が使用する人工知能の構築には医療者の参加は欠かせない．また質の高いデータを集めてゆくことはとても重要であり，多施設からデータを集約する枠組みが重要である．

参考文献

1) McCulloch, W. S., Pitts, W.：A logical calculus of the ideas immanent in nervous activity. Bull Math Biophys. **5**：115-133, 1943.
2) Rosenblatt, F.：The perceptron：A probabilistic model for information storage and organization in the brain. Psychol Rev. **65**：386-408, 1958.
3) Fukushima, K.：Visual Feature Extraction by a Multilayered Network of Analog Threshold Elements. IEEE Trans Syst Sci Cybern. **5**：322-333, 1969.
4) Fukushima, K.：Cognitron：A self-organizing multilayered neural network. Biol Cybern. **20**：121-136, 1975.
5) Krizhevsky, A., et al.：ImageNet Classification with Deep Convolutional Neural Networks., 2012. https://papers.nips.cc/paper/4824-ima

genet-classification-with-deep-convolutional-neural-networks.pdf.
Summary　2012年にディープラーニングの手法によりILSVRCで圧勝した．AlexNetと呼ばれる．

6) He, K., et al.：Deep residual learning for image recognition. In：Proceedings of the IEEE Computer Society Conference on Computer Vision and Pattern Recognition. IEEE Computer Society. pp 770-778, 2016.
Summary　2015年のILSVRCで優勝し，誤答率3.6%とヒトを上回った．ResNetと呼ばれ，ファインチューニングでよく利用される．

7) Nishimoto, S., et al.：Usage of Skin Tumor Images on the Internet for Personal Computer Based Automated Cognition. J Dermatology Res Ther. 3：2017.

8) クジラ飛行机：Pythonによるスクレイピング&機械学習 開発テクニック BeautifulSoup, scikit-learn, TensorFlowを使ってみよう. Socym, 2016.
Summary　ディープラーニングの入門書．付録のコードはそのまま使用できる．

9) Simonyan, K., Zisserman, A.：Very Deep Convolutional Networks for Large-Scale Image Recognition, 2014.
Summary　2014年のILSVRCで2位となった．16層，19層のネットワークはそれぞれVGG16，VGG19と呼ばれ，ファインチューニングでよく利用される．

10) Nouri, D.：Using convolutional neural nets to detect facial keypoints tutorial. 1-4, 2014. http://danielnouri.org/notes/2014/12/17/using-convolutional-neural-nets-to-detect-facial-keypoints-tutorial/
Summary　顔写真上の特徴点をディープラーニングで見つけ出すことを段階的に解説しているblog.

11) Yuki, S.：Kaggle Facial Keypoints Detectionを Kerasで実装する., 2016. https://elix-tech.github.io/ja/2016/06/02/kaggle-facial-keypoints-ja.html.
Summary　文献10を日本語で解説している．

12) Nishimoto, S., et al.：Personal computer-based cephalometric landmark detection with deep learning, using cephalograms on the internet. J Craniofac Surg. 30：91-95, 2019.

PEPARS No.166：27-34，2020

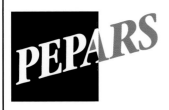

◆特集／形成外科で人工知能(AI)・バーチャルリアリティー(VR)を活用する！

Ⅰ．人工知能(AI)・機械学習・ディープラーニング

人工知能・機械学習・ディープラーニングを用いた乳房の整容性評価システム構築への挑戦

素輪善弘[*1]　Nguyen Ngoc My[*2]　福澤理行[*3]

Key Words：人工知能(artificial intelligence)，機械学習(machine learning)，乳房再建(breast reconstruction)，整容性評価(cosmetic evaluation)，匿名化(anonymization)，アノテーション(annotation)

Abstract　乳房再建の意義は整容性改善の程度に大きく依存することは明らかであるが，本格的に実用化されたアウトカム評価ツールはいまだ存在しない．よって，さらなる乳房再建術の技術革新のためには，これまでにない統一性，慣習性，汎用性に優れた乳房整容性評価法の開発が待たれる．現在，我々はAIを用いた 2D/3D 画像からの乳房再建治療アウトカム評価に向けた画像解析システム基盤の構築を進めている．画像解析システム基盤の構築により，入力画像の自動匿名化，アノテーション作業からの手作業の排除が実現し，臨床での症例収集に有効であることが確認できた．ROI の自動設定機能についてはより精度の高い評価を進めている．今後，他施設との円滑かつ安全な共同研究を進めていくためにも，さらなる周辺的，基盤的システムの盤石化が必要と言える．

はじめに

我々の日常診療は診断に対して，あらゆる治療手段の中から無意識に益と害を考慮しながら最もバランスの良いオプションを選択している．そして，その選択理由を患者に正しく示し，お互い理解し合いながら同意を得る形で意思決定(shared decision making)していくことが理想と言える[1]．形成外科手術の分野では，患者の生活の質(QOL)確保の観点から機能回復の程度だけではなく整容性改善についても評価することが重要と言える．しかし，現在のところ，たとえば腫瘍外科でいう

生存率，再発率，腫瘍縮小率といった治療効果をみるための絶対的な判定スケールをもたない．治療者かつ患者視点からみた整容改善効果の定量化は，各症例のフィードバックを可能にし，治療法のみならず患者への周辺的なサポートの改善点の具体性を示してくれる．形成外科医にとってより科学的で論理的な発想(根拠)で治療方法を改善あるいは開発していくためには不可欠な要素と考える．

既存の整容性スケールは何故，慣用化しないのか？

これまでも乳房術後整容性評価法作成を目的としたワーキンググループが立ち上がり，非常にクオリティーの高い乳房再建整容性スケールが考案されてきた[2)3)]．しかし残念ながら現時点でこれらが日常診療に十分普及しているとは言い難い．いずれも治療者による主観的な目線をベースにしており，各評価者間の判断に偏りが生じることが大きな問題と言える．評価者数を増やし平均化する

*1 Yoshihiro SOWA，〒602-0841　京都市上京区広小路上梶井 465　京都府立医科大学形成外科，講師
*2 Ngoc My NGUYEN，〒606-8585　京都市左京区松ヶ崎橋上町　京都工芸繊維大学大学院工芸科学研究科
*3 Masayuki FUKIZAWA，同大学情報工学・人間科学系，准教授

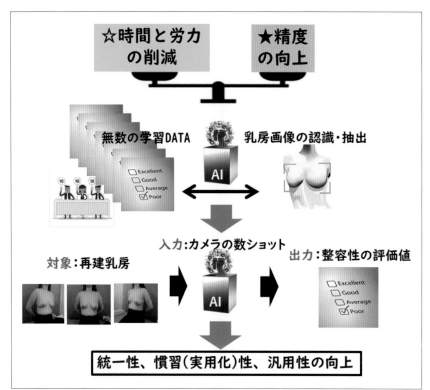

図 1.
新しい整容性評価システム

ことでこの影響を軽減し，評価精度を向上させることも可能だが，今度は実際に運用段階になると，時間と労力・精神力が要求されるため継続性・汎用性を維持するのが難しくなるというジレンマが生じる．物理的計測を用いればより客観的な測定も可能だが，作業に時間と胆力が必要となり，また，乳房は計測の基準となるランドマークに乏しいという難点もある．乳頭・乳輪がない症例については特にそれがあてはまる．よって「精度向上」と「胆力」の両立を得るためには，やはりこれまでにない新しい発想の評価法開発が望まれる．

AI（人工知能）による乳房再建術後成績の自動化

我々形成外科医は手術後の外来フォローアップ時に慣習的に再建した乳房をデジタルカメラで撮影し記録するのが一般的である．したがって，この臨床データを有効活用し，これを入力値にすることで，整容性評価の結果が自動的に出力されるシステムを構築できれば，これらの問題を解決できる可能性がある．そこで，我々は質の高い学習データをできるだけ多数用意し，AI（人工知能）を用いた機械学習によって，臨床写真から自動的な整容評価の点数づけが実現可能かを検討することにした．最終的には数枚の臨床画像をパソコン上にアップロードし，解析ボタンのワンクリックで整容性スコアが表示されるという自動解析システムの構築を目指すことにした（図1）．これにより，飛躍的に汎用性を向上させることが可能になる．

乳房整容性の自動解析のための
システム基盤構築の必要性

乳房領域においては，他の評価対象と比較して学習データに該当する臨床画像を十分量確保することは難しく，不純なものも含めた大量の教師データを学習させることで治療アウトカムの予測を行うという一般的な手法では今回の課題を解決することは大変難しいと予想される．乳房という臓器を扱うことの特殊性もよく認識しなければならない．AIによる乳房整容性の自動解析における最重要事項は，質の高い学習データの確保であり，そのためには多くの乳房再建を行っている施設の協力が必要である．臨床画像を学習データとして利用するには，診断結果を紐付けるいわゆる

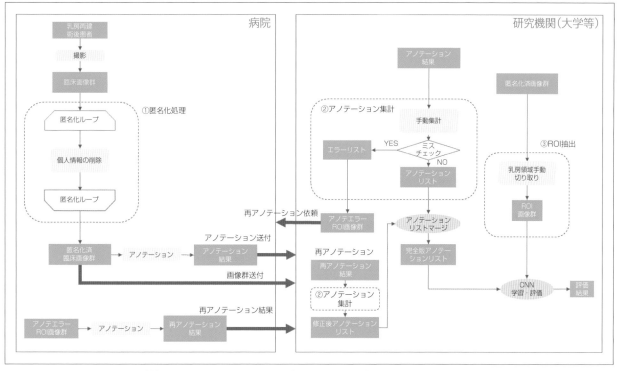

図 2. 機械学習を用いた乳房再建治療アウトカム評価を目指した画像収集フロー

アノテーション，匿名化，ROI の抽出など，様々な後処理が不可欠であるが，学習データの品質を確保するには，それら一連の処理を誤りなくかつ効率的に，しかも多施設で同水準に行うことが求められる．このような処理を人海戦術に頼ることは全くの不合理であり，自動化可能な処理は積極的に自動化して運用の手間を省き，手動が避けられない処理には誤りの予防や誤りを発見しやすい仕組みを導入しなければ，長く運用を継続していくことは難しい．このような考察に基づいて，我々は AI の学習に先だって，学習データの確保そのものを，安全・効率的・継続的に行うための，画像解析システム基盤とでも言うべき仕組みの構築を進めている．

機械学習を目指した画像収集

　機械学習を用いた乳房再建治療アウトカム評価を目指した場合の典型的な画像収集フローを示す（図2）．左側が病院内，右側が大学等の共同研究機関を表し，共同研究機関や他施設では匿名データのみを扱うことを想定している．フロー中の水色がデータ，クリーム色が従来からの手作業処理，ピンクが計算機による自動処理を示している．臨床画像を機械学習データとして活用するには，匿名化，アノテーション，ROI 抽出の少なくとも 3 ステップの処理が必要であるが，本フローでは，匿名化とアノテーションを院内で完結させ，ROI 抽出は研究機関側で行うことを想定している．画像収集フローの条件は以下の通りである．

- 撮影には一般的なデジタルカメラを使用
- 臨床画像は院内留置で機密扱いのハードディスク（原画像 HDD）に日々追記
- 乳房輪郭は予め黒マーカーで描く
- 患者の顔を含めないように胸部を撮影
- 患者の識別情報はカルテ画像を添付もしくはファイル名・フォルダ名に埋め込み
- 匿名化処理は週または月単位で一括自動化
- アノテーションは匿名化後の画像群に対して手作業で不定期に実施
- アノテーションの集計は一括自動化
- 多施設間の相互アノテーションを考慮し，単一症例に複数のアノテーションを許容

画像解析システム基盤の初期プロトタイプ

現在構築中の画像解析システム基盤の初期プロトタイプにおいて，新たに自動化を試みている処理領域は，図2中の点線で描かれた①匿名化処理，②アノテーション集計，③ROI抽出である．以下，各処理領域について解説する．

1．匿名化処理

医療画像の利活用は不可欠であるが，一方で患者のプライバシーを守ることは医療情報管理の必須条件となる[4)5)]．特に本研究で用いられる情報は患者の乳房画像であることに注意するべきである．本研究で匿名化が必要な対象には以下のものが考えられる．

① ファイル名・フォルダ名
② 画像ファイルのメタデータに含まれる情報
③ カルテの一部や名札など，画像に埋め込まれた情報

まずファイル名・フォルダ名は多くの場合，患者名や撮影日時などが付与されているため，適切な文字列変換によって匿名化する必要がある．文字列変換の方式には，処理時刻，連番生成，乱数生成，ハッシュ方式，などの候補があるが，予測しにくく漏洩リスクの低い乱数生成法を採用した．一方，乱数を用いることによって，匿名化後のファイルの視認性が極端に悪化することを避けるため，匿名化後の症例は10症例ずつフォルダに分けて格納し，フォルダ名を連番(匿名ロット番号)とするよう工夫した．

画像のメタデータについては，撮影日や著作者名が含まれる0th IFDフィールド，GPS等の位置情報を含むGPS IFDフィールドなど，患者の個人情報ではないものの，他のデータとの組み合わせによって個人の特定が懸念されるデータを含んでおり，匿名化が強く望まれる．本研究は，乳房画像という非常にセンシティブな個人情報を扱うので，匿名化すべきタグを指定するのではなく，画素数や色数など匿名化が間違いなく不要でかつ画像解析に不可欠なタグのみを指定する，いわゆるホワイトリスト方式を採用した．

画像中に，カルテの一部や名札など，文字や数字と認識されるものが写り込んでいる場合は，その部分を塗りつぶすか，その画像を削除する必要がある．文字や数字の写り込み検出には，オープンソース・ライブラリであるOpenCVを用いたテンプレートマッチングを採用した．

原画像HDDは院内留置で機密扱いのため，匿名化処理を自動化し，さらに院内で完結させれば効率の劇的向上と安全性の確保が見込まれる．本プロトタイプでは，診療現場に設置されたPCを用いて匿名化処理を自動化するソフトウェア(スクリプト)を設計・実装した．匿名化処理の全体フローを示す(図3)．まず医師が患者を撮影した画像は日々原画像HDDに追記される．匿名化処理は週または月毎に一括実行し，生成した匿名化画像のみを別のハードディスク(匿名化HDD)に追記する．原画像HDDは撮影と匿名化処理以外には使用せず厳重に保管し，アノテーション以降の処理は匿名化HDDのみで行う．

匿名化処理は，数字や文字が映り込んでいる画像を除外画像としてコピー対象から外した後，ホワイトリスト方式でExifヘッダの情報を削除し，フォルダ名・ファイル名を乱数変換することで完了する．匿名化済みの原画像を再度処理することを防ぐために，匿名化処理済みの原画像リストを原画像HDDにのみ保存する．一方，使用済みの匿名ロット番号の全リストは匿名化HDDにも保存する．匿名化HDDのみでも累積症例数を把握可能であり，複数の匿名化HDDを月次でローテーションするような運用が可能となる．実装した匿名化スクリプトを，6画像/症例×100症例のテストデータで実行したところ，3分程度で完了し，院内での週次もしくは月次処理に供し得るに十分な性能であった．

2．アノテーション作業におけるヒューマンエラーの軽減

ヒューマンエラーは人の注意力のみによっては防ぐことができないと考えられている[6)]．現在

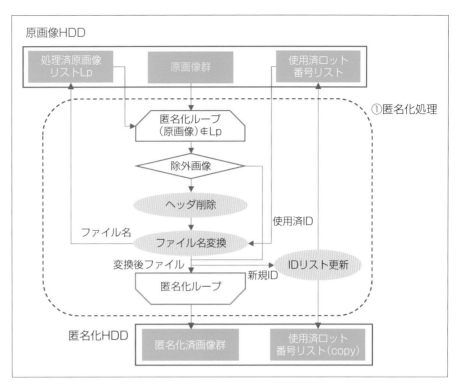

図 3.
匿名化処理フロー

乳房再建術後整容性評価マークシート ver. 1.0 2019/09

医師区別欄											
Ⓜ	Ⓚ	Ⓝ	Ⓢ	①	②	③	④	⑤	⑥	⑦	⑧

年				月	日
2	0				

患者ID(上位4桁)			
⓪	⓪	⓪	⓪
①	①	①	①
②	②	②	②
③	③	③	③
④	④	④	④
⑤	⑤	⑤	⑤
⑥	⑥	⑥	⑥
⑦	⑦	⑦	⑦
⑧	⑧	⑧	⑧
⑨	⑨	⑨	⑨

患者ID(下1桁)		0		1		2		3		4	
評価項目		記号	マーク	記号	マーク	記号	マーク	記号	マーク	記号	マーク
乳房の大きさ		A	⓪ ① ②	A	⓪ ① ②	A	⓪ ① ②	A	⓪ ① ②	A	⓪ ① ②
乳房の形		B	⓪ ① ②	B	⓪ ① ②	B	⓪ ① ②	B	⓪ ① ②	B	⓪ ① ②
乳房の位置		C	⓪ ① ②	C	⓪ ① ②	C	⓪ ① ②	C	⓪ ① ②	C	⓪ ① ②
瘢痕・色		D	⓪ ① ②	D	⓪ ① ②	D	⓪ ① ②	D	⓪ ① ②	D	⓪ ① ②
IMFの対称性		E	⓪ ①	E	⓪ ①	E	⓪ ①	E	⓪ ①	E	⓪ ①
乳頭の位置		F	⓪ ①	F	⓪ ①	F	⓪ ①	F	⓪ ①	F	⓪ ①
乳頭 乳輪	大きさ・形	G	⓪ ①	G	⓪ ①	G	⓪ ①	G	⓪ ①	G	⓪ ①
	色調	H	⓪ ①	H	⓪ ①	H	⓪ ①	H	⓪ ①	H	⓪ ①

患者ID		5		6		7		8		9	
評価項目		記号	マーク	記号	マーク	記号	マーク	記号	マーク	記号	マーク
乳房の大きさ		A	⓪ ① ②	A	⓪ ① ②	A	⓪ ① ②	A	⓪ ① ②	A	⓪ ① ②
乳房の形		B	⓪ ① ②	B	⓪ ① ②	B	⓪ ① ②	B	⓪ ① ②	B	⓪ ① ②
乳房の位置		C	⓪ ① ②	C	⓪ ① ②	C	⓪ ① ②	C	⓪ ① ②	C	⓪ ① ②
瘢痕・色		D	⓪ ① ②	D	⓪ ① ②	D	⓪ ① ②	D	⓪ ① ②	D	⓪ ① ②
IMFの対称性		E	⓪ ①	E	⓪ ①	E	⓪ ①	E	⓪ ①	E	⓪ ①
乳頭の位置		F	⓪ ①	F	⓪ ①	F	⓪ ①	F	⓪ ①	F	⓪ ①
乳頭 乳輪	大きさ・形	G	⓪ ①	G	⓪ ①	G	⓪ ①	G	⓪ ①	G	⓪ ①
	色調	H	⓪ ①	H	⓪ ①	H	⓪ ①	H	⓪ ①	H	⓪ ①

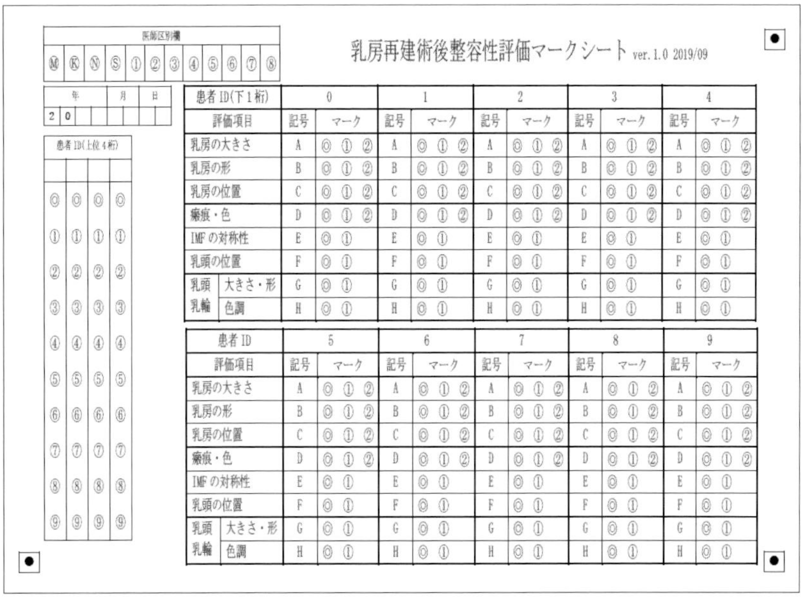

図 4.
マークシートのデザイン例

のアノテーションの集計方式は手作業であり，膨大なデータを集計する際にヒューマンエラーが発生する可能性が高い．また時間的コストや身体的負担が高くなるという問題もある．そこで我々は，マークシートを用いたOCR方式を採用し，転記の手作業を排除した上で，記入効率が高くヒューマンエラーを軽減するためのシートデザインを検討した．初期に適切なシステム基盤を構築できれば時間的コストを削減でき，スキャン機能を利用することで身体的負担も軽減できる．すなわち，アノテーションの容易化，機械による集計の代替化が可能となる．

ここにマークシートのデザイン例を示す(図4)．シートデザインにおけるヒューマンエラー軽減の要諦は，視認性の向上と，視線移動の削減の2点である．前者については，異なる記載は必ず

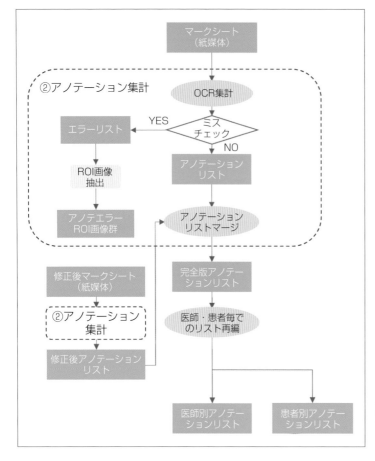

図 5.
アノテーション集計処理フロー

異なる位置に出現する「多肢選択単一回答」形式の
マーク欄を採用することによって実現した. 評価
者(医師)と評価対象者(患者)それぞれを区別する
マーク欄, アノテーション日付やロット番号の
マーク欄がこれに相当する. 後者については,
シートを表面のみのデザインとして記載時の裏面
参照を不要にしたことや, 罫線の太さを周期的に
変えて列の誤認を抑制するデザイン上の工夫に
よって実現した. また, 記入効率と視認性とのト
レードオフを考慮し, シート1枚には5症例×2
列の10症例を収めている.

　アノテーション集計処理にも工夫が必要であ
る. 例えば, 記入漏れや重複などのエラーはマー
クシート読み取り時に検出してエラーリストを作
成しアノテーション失敗画像群は評価者に再アノ
テーション依頼を行う. 再アノテーションのマー
クシートは別途集計して, もとのマークシート集
計結果とマージさせ, 完全なアノテーションリス
トを作成する. アノテーションリストは, さらに

医師別リストと患者別リストの2種類に再編す
る. 医師別アノテーションリストはアノテーショ
ンの事後評価や評価者による偏りなどを発見する
目的で用い, 患者用のアノテーションリストは機
械学習に用いる. 再アノテーションを含むアノ
テーション集計処理フローをここに示す(図5).
手動での集計との工数を比較したところ, 転記な
どの手作業が数百分の1に削減でき, 集計時間も
10分の1以下になることが判明した.

3. ROIの定義と抽出

　本研究では機械学習を用いた整容性評価を目指
しているため, 左右乳房のROI画像を作成する必
要がある. 乳房の境界がどこまでか, すなわち
ROIの定義については乳房再建の領域では必ず議
論になる難題である. 身体領域で乳房領域の明確
な開始境界線が存在しないため画像処理による領
域抽出は困難であり, 初期段階での自動ROI抽出
は目指すべきでないと判断した. そこで, まずは
現場の撮影段階でROIのマーキングをマニュア

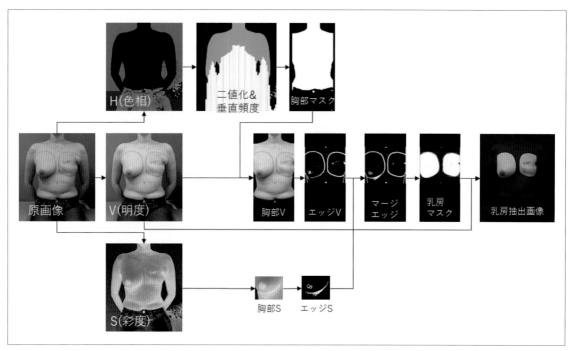

図 6. 事前マーキングされた乳房領域の簡易抽出フロー

ル方式で補助することにした．最終的に，この
ROI抽出の自動化が必須項目であるかどうかは議
論を要するが，そのためには，まずは適切な乳房
領域の画像をAIに学習させて何らかの知見を得
ることが先決だと考えられる．

　本研究では，撮影前に乳房領域を黒マーカーで
囲って境界線を描く．さらに鎖骨中央とその垂下
の2箇所に定距離で×マークを付して体軸マーク
とする．この事前マーキングによって，手動での
ROI抽出とマスク作成は専門医でなくても可能と
なり，画像処理による自動抽出もずっと容易にな
る．さらに，体軸マークを用いて寸法の正規化も
可能になる．

　今回は，ROI抽出の自動化に関する基礎検討と
して，比較的単純な画像処理のみを用いて，事前
マーキングされた乳房領域の簡易抽出を試みた
(図6)．入力画像はRGB表色計で色彩が表現され
ているが，これをHue(色相)，Saturation(彩度)，
Value(明度)の3要素で構成されるHSV表色系へ
変換する．各成分の画像から，色相成分は背景と
患者胸部の分離に有効であり，マークの検出には
明度と彩度が有効であることがわかる．特に，明
度と彩度では，マークのコントラストの強弱が異

なるので，例えば，明度画像でマークが乳房の影
に入ってコントラストが低下するような場合で
も，彩度画像と組み合わせることで検出性能の向
上が期待できる．

　色相画像を二値化し，垂直方向の白画素値の頻
度を水平方向に走査して頻度の谷の位置から前腋
窩ヒダの座標を獲得し，この点で垂直方向のク
ロップを行って胸部マスク画像を得る．胸部V画
像を胸部マスクでくり抜いて平滑化処理を施した
後，ソーベルフィルタでエッジを検出してエッジ
V画像を得る．孤立領域の周囲長と縦横比から2
個の体軸マークを特定し，その上下をマスクする
ことでさらに領域を絞り込む．エッジV画像中の
乳房輪郭は必ずしも全輪郭を反映しない場合があ
るので，S画像からも同様に平滑化後のエッジ抽
出によってエッジS画像を得る．これらをマージ
して最終的なエッジ画像を得た後に，輪郭内部を
塗りつぶして乳房マスクすなわちROIを得る．乳
房マスクでV画像をくり抜けば，乳房抽出画像と
なり，アノテーションを付せば学習データとして
利用できる．複数の臨床画像でROI抽出を試みた
ところ，正面画像については閾値の調整は必要な
ものの抽出は可能であった．閾値調整を要するた

め半自動ではあるものの，手作業に比べれば大幅に効率化可能であることが明らかとなった．

課題と今後の展望

匿名化処理，アノテーション集計，ROI 抽出に関する初期プロトタイプの処理フローに従って性能評価実験を行い，試作システム基盤の有効性が明らかとなった．これらの詳細については，現在論文執筆中である．医療現場への本格的な導入にあたっては，多施設間での情報の受け渡しについても，さらなる評価と検証が必要と言える．

今後の課題としては ROI 抽出の最適化と対象画像の拡充が挙げられる．現時点では，胸部マスクのランドマークを前腋窩ヒダに設定しているが，乳房本来の領域が一部含まれないケースもあるため，胸部マスクの改善もしくは代替マスクの検討が望まれる．また，正面画像以外でも ROI の抽出が必要となる．多施設間での情報の受け渡しについては，複数の匿名化 HDD をローテーション運用する場合の安全な作業フローについての追加検討や事前検証も重要であろう．

おわりに

本稿では，AI を用いた乳房の整容性評価システム構築に向けて，学習データを安全・効率的・継続的に確保するために不可欠な画像解析システム基盤について，匿名化処理，アノテーション集計，ROI 抽出を中心に解説した．初期プロトタイプでは正面画像に限られるが，ROI 抽出の半自動化が可能であることも示され，画像解析システム基盤の検討と評価実験によって臨床応用の実現性が見えてきた．質の良い学習データが揃えば，いよいよ AI が本格的に働き出す．1 日でも早く実現することを期待したい．

謝　辞

山口直峻氏（京都工芸繊維大学大学院　工芸科学研究科博士前期課程　情報工学専攻　2020 年 3 月修了）には，研究の初期段階から多大な貢献をして頂きました．ここに深く感謝いたします．

参考文献

1) Slim, K., Bazin, J. E.：From informed consent to shared decision-making in surgery. J Visc Surg. **156**：181-184, 2019.
   Summary　受動的だったこれまでのインフォームドコンセントを超えた共有意思決定(shared decision-making)について特に外科医視点で有用性を報告．
2) 野村紘史ほか：多施設共同研究による新しい乳房再建術前後の乳房整容性評価法の検討．乳癌の臨床．**25**：730-731，2011.
   Summary　沢井班による乳房整容性評価から多施設共同研究によって評価法をさらに発展．
3) 沢井清司ほか：乳房温存療法の切除範囲評価と整容性評価の研究．日本乳癌学会研究班，2002.
   Summary　2002 年に乳癌学会でワーキンググループが立ち上がり，日本で初めてとなる乳房温存術後の整容性評価のスケール表を提案した．
4) 宍戸常寿：個人情報保護法とプライバシー．医事法学．**34**：87-96，2019.
   Summary　2005 年に施行された「個人情報の保護に関する法律」とその改正版の変更点・注意点などポイントを医学の視点から解説．
5) 大磯義一郎：個人情報保護法の観点からみた医療情報．JOHNS．**35**：1430-1432，2019.
   Summary　改正個人情報保護法の要点および，人を対象とする医学系研究の倫理指針，次世代医療基盤法について解説．
6) 河野龍太郎：医療におけるヒューマンエラー第2版：なぜ間違える　どう防ぐ．柚原直弘編．医学書院，2014.
   Summary　ヒューマンエラー対策は精神論ではなく，科学的思考に基づいたシステム構築が重要と説明．特に医療従事者必見の定番蔵書．

PEPARS No.166：35-40, 2020

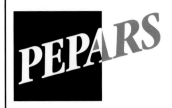

◆特集／形成外科で人工知能(AI)・バーチャルリアリティー(VR)を活用する！

Ⅰ．人工知能(AI)・機械学習・ディープラーニング

人工知能・機械学習・ディープラーニングの糖尿病足病変への臨床応用の実際と課題
―足ケアナビを中心に―

松本　健吾*

Key Words：人工知能(AI)，機械学習(machine learning)，医療応用(medical application)，糖尿病足病変(diabetic foot)，足ケアナビ(Foot Care Navi)

Abstract　医療用のAIを開発していくために必要な工程を，実際の開発事例をもとに手順ごとに分けて提示した．最初のステップとして，社会の中でどのような医療用AIが必要とされているかを調査すること，次のステップとして教師画像の収集から機械学習の手順を示した．これらのステップが正しく進められ，形成外科領域において臨床応用されるAIが開発されていくことは，急激な人口減少期にある我が国の医療の質を担保しながら，医師の労働生産性を向上していくために必要不可欠であると考えられる．形成外科に関連する学会が連携して主体となり，臨床医のよきパートナーとなる医療用AIの開発が行われることを期待する．

Ⅰ．AIに何ができるか？

　最もイメージしやすいAIは何か？　といえばおそらく『ドラえもん』ではないかと思われる．自立思考機能付き猫型ロボットというべきであろうか．21世紀になり元号も変わったが，残念ながら現在の技術力ではドラえもんのようないわゆる『強いAI』の開発には至らないのが実情である．なぜ最初にこの話を提示したかというと，『どのようなAIをイメージするか？』ということが，AIの医療応用を考える上で最も大切であるからである．これは医療以外の分野においても同じで，『イメージはできるが，現実には開発できないもの』を求めてしまう傾向にあるため，これほど騒がれている分野であるにもかかわらず，いまだ私達の身の回りにAIの製品があふれているという段階までは進んでいないという現状がある．つまり，『今のAIに何ができて，何ができないのか？』を知ることが臨床応用の第一歩なのである．

　この『何ができる？』については，現在世界中で様々なビッグデータをもとにしたAIを社会の中に取り入れる試みがなされている．この中で最も実用に近い分野は『画像の判読』で，医療用画像であれば，例えばCTのように撮影方法がフォーマットとして規定されており，データが電子化されていて，専門医の読影判定結果がついているようなものは対象として非常に適合性がよい分野と言える．実際に，眼底検査，XP，CTなどの診断機能を持つAI製品は既に市場に出始めている段階まで来ている．

　翻って，形成外科領域の画像はどうかということを検証してみると，残念ながら前述の検査のような定格の画像データはあまり多くないということになるが，今後良質なデータを収集していくことにより，形成外科用のAIが開発されることは十分に期待してよいと考えられる[1]．

* Kengo MATSUMOTO, 〒870-0192　大分市西鶴崎3丁目7番11号　社会医療法人敬和会大分岡病院創傷ケアセンター形成外科，医員/旭川医科大学血管外科学講座，客員助教/医療機器研究開発事業レスキー，代表/木村情報技術株式会社，顧問

II．我が国の保険診療制度の中でどのように使われるべきであるか？

　筆者は，形成外科医としての臨床業務と並行して自身の事業所ならびに IT 事業者の協力のもと AI・遠隔連携ソフトの研究開発に従事しており，下肢慢性創の重症化を予防するための医療者間連携ソフト『足ケアナビ』という製品を，臨床用として市場にリリースした．これは患者−医師間のいわゆる遠隔診療とは異なり，オンラインチャットで医療者同士が診療相談をする機能が主であるが，2020 年診療報酬改定ではこうした医療者間をオンラインで結ぶ遠隔連携という分野が保険評価される元年となった．これは経済学的には，医師の労働生産性を高める技術に対して診療報酬として評価されたと言える．AI も遠隔診療と同じく，医師の労働生産性を高める効果が期待されており，同じように保険診療の枠組みの中で評価されてくると見込まれる．

　AI が医師の労働生産性を高めるという点はどこにあるのかをまとめる．今後数十年間の間に日本の人口構成として働く世代が急速に減少することは避けられない社会的課題と考えられており，このことは形成外科医という職業においても同様で，全てのその他の診療科・職業において働く世代が急速に減少するので，地域医療を対面診療だけではまかなえなくなる時代が来ると考えるべきであろう．つまり私達はこれから遠隔診療・連携や AI による診断・診療補助を有効活用しながら，少人数の医療従事者で大勢の患者さんを質を保ったまま診療していく必要があると言える[2]．

　今後こうした取り組みが加速するためには，医療者間の業務支援を補助するデバイスを用いることによって，現場に専門医が居合わせなくとも質の高い医療が提供される業務体制を整えていることに対して，保険診療上の評価がなされる必要があるとまとめられる．

III．成長性のある医療用人工知能デザインの検討

　私達は II．に述べた医療モデルの将来予測から，遠隔連携ソフトと同時進行で足病変の重症度判定を行う AI の研究開発を行ってきた．この項では臨床応用の 1 例として，私たちが実際に開発したステップを順に検証する．

1．開発したい AI の医療モデルを検討する

A．疾患の医学的・統計的な全体像の把握

　このステップは AI 開発の技術的側面とは直接関係ないようだが，最初のゴール設定を間違えると，どれほど走っても永遠にゴールに到達することがないという点で，最も重要なステップになる．

　まず，疾患の全体像を把握するために医療統計の動向を把握する必要がある．厚生労働省の「国民健康・栄養調査」によると，現在我が国には約 1,000 万人の糖尿病ならびに予備軍の方がいると推定されており，これらの患者のうち，約 11％ に糖尿病性腎症があり，約 33 万人の方が透析治療を必要としている．また，約 10％ の方に網膜症があり，毎年約 3 千人の方が失明している．最後に糖尿病性神経障害は約 12％ の方にあり，約 10 万人の方に糖尿病性足病変，こうした足病変が原因で下肢切断となる方が毎年約 1 万人と推定されている．

　私たち形成外科医の元には創傷発生の段階で紹介受診となることが多いが，これを医療経済的視点でみると，糖尿病全体に投入されている医療費総額が約 1.2 兆円，そのうちのおよそ半分が糖尿病合併症の治療に使われている．

B．疾患背景に対する課題の特定

　糖尿病合併症という課題に対する解決方法として，網膜症では早期から眼底検査が実施されており，腎症対策としては定期的な尿検査が行われるだけでなくリスクが高い方には透析導入前の時期のリハビリ介入が保険適用となった．一方で，足病については糖尿病合併症管理料の中で看護師がフットケアを行うとなっているが，糖尿病診療科において専門外である下肢診療を単独で行うことは難しい側面がある．病態として重複する透析患者の足病変に対しては，透析医と下肢末梢動脈疾

患の専門診療科が連携して重症化を予防するための管理加算が新設されたが，糖尿病足病変患者には適用されていないこともあり，依然として重症化するまで足病に対する治療がなされない傾向にあるという課題が見えてくる．

C．特定した課題が AI により解決できるかの検討

糖尿病患者の足画像を AI スクリーニングすることにより，ハイリスク患者を早期に発見することができるようになれば医学的にこの課題は解消されると想定できる．医療経済的にも，かかりつけ医である糖尿病内科医師が 1,000 万人にのぼる糖尿患者の足を診察する診療負担と比較するならば，人的労力においても医療費コスト削減の点からもこれを AI が診療補完してくれることに価値があることは明らかである．つまり，糖尿病患者に対する足病画像診断機能を持つ医療用 AI をデザインすることに医学的価値と経済的成長性があると判断される[2]．

2．教師画像の収集と加工

ここからは実際の AI 開発の手順を解説する．最初に，人工知能の学習に必要な教師画像を集める必要がある．私達は，大分岡病院創傷ケアセンターに受診した患者のうち，病変部画像データの二次利用に同意いただいた方の過去画像を数百枚準備し，次に，医師が手作業でこの元画像の病変部にマーキングを行って，更にその重症度は神戸分類で重み付けを行った[3]．

3．人工知能に学習させる

製作した教師画像と重み付けしたデータの半数を Google 社の APPS に学習させ，アウトカムとして 3 段階の重症度に対する確診度が出力されるようにし，3 段階のアウトカムは，「異常なし，異常が疑われる，重症の足病」と設定した．

4．精度チェックを行う

人工知能の学習に用いなかった残りの半数のデータを，学習させた人工知能に画像判定させ，重症度のアウトカムの正答率を検証していく．この際に，陽性的中率ではなく偽陰性的中率を注視しないとならない点が，医療用 AI を製作する上

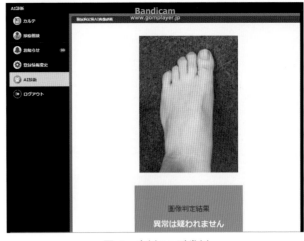

図 1．症例 1：正常例

での要点となる．例えば，『この腫瘍は皮膚癌ではない』という AI 診断が実は誤りで『本当は皮膚癌であった！』という間違いは，例え 1% であったとしても社会的に許されないかもしれないという問題である．これは，仮に医師の誤診率が AI の誤診率より高かったとしても問題となる．というのは AI には誤診の責任を取ることができないからである．このあたりは，例えば医師の正診率を上回る能力の AI の誤診は免責にするといった社会的コンセンサスが必要になる．

5．精度向上のためのチューニング

大量の教師画像を用意できる場合，単純に学習量を増やしていくという手法が一般的であるが，マーキングや重み付けのやり方を調整すること等により精度が向上するなど様々な手法がある．このあたりはソフト開発のための技術的な部分であるので詳細は割愛するが，定格の撮影方法で収集され，適切な重み付けがされた教師画像が 1 枚でも多い方が有利であることは間違いない．

6．実際に AI により画像判定された症例の提示

症例 1：正常例（図 1）

症例 1 は筆者の足の画像を，学習させた AI に判定させたものである．Ⅱ．の項で紹介した『足ケアナビ』ソフトのインターフェイス内に組み込まれた状態の画像を提示している．病変の早期発見に AI を用いる場合，遠隔連携ソフトと組み合わせるなどして判定結果を専門医師が即座にダブルチェックできるシステムが有用と考えられる．

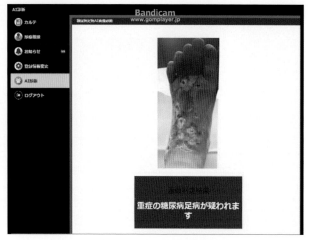

図 2. 症例 2：糖尿病足病変重症例 1

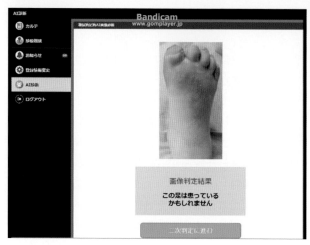

図 3. 症例 3：糖尿病足病変重症例 2

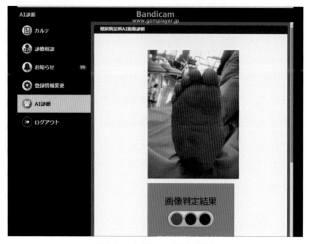

図 4. 症例 4：誤診事例

症例 2：糖尿病足病変重症例 1（図 2）

症例 2 は糖尿病性神経障害と下肢末梢血流不全の状態に足趾の胼胝下潰瘍部を進入経路として足背皮下に深部感染が発症した重症事例である．神戸分類では混合型の type 4 に分類される病態である．症例 1 と異なり，重症事例であるとの判定に AI は高い確診度を出力している．一見すると，この正しい AI 診断結果が得られたことに医学的意義があるように思われるが，こうした症例の重症度判定 AI にはあまり臨床的意義がないことに気づかされる．この足の状態は誰が見ても重症であり，これを患者が放置していて重症化の状態が継続しているのであれば，必要なのは AI による画像診断ではなく，患者教育であることは明らかである．

症例 3：糖尿病足病変重症例 2（図 3）

この足病変は第 1 趾の術後創部が感染し，足背深部に感染が発生したものである．よく見ると足背皮膚に発赤・腫脹が確認されるが，症状が軽微であるため見落とされる可能性も高い病態である．この足画像に対し，AI は『異常が疑われる』という判定に最も高い確診度を出力している．経験のある形成外科医であれば，この画像から重度の深部感染を伴う足病変を見抜くことは可能である．そうなると，画像判定 AI にも熟練した形成外科医と同レベルの診断能力を求めたくなるところであるが，臨床的視点で考えてみると必ずしもそうではないことに気づく．判定結果を『異常なし』と『異常あり』の二択にしてしまうと，こうした見落としがちな症例の誤診率は高まってしまうのであえて，『疑わしい』というファジーな判定結果を設定することにより，専門医師がこれをダブルチェックして早期発見につなげることに AI 診断補助の大きな意義がある．

症例 4：誤診事例（図 4）

これはシャルコーフットの足病変だが，『異常なし』と AI が誤診した事例である．AI の機械学習において，学習が進むにつれて，同じような病態事例を正しく判定できる確率が高まってくる瞬間は，研究・開発者として喜びを感じられる時である．しかし，残念なことに別の病態を学習させているうちに，再び誤診率が高まることもしばしば経験される．こうした AI の誤診結果を見た時

に，できの悪い子ほどかわいいという感覚が沸いてくるようになれば，どっぷりと AI 開発に浸かってしまった証拠と言えるかもしれない.

IV．優秀な AI を育てるために必要な条件

前述Ⅲ．の項目で見てきたように，優秀な AI を育てるための条件は良質な教師画像をどれだけ数多く製作することができるかに大きく依存する．この際に最もコストが発生するのは，教師画像の製作工程がエキスパート技術者の手作業に依存する点にある．この場合のエキスパート技術者とはソフトウェア技術者ではなく，我々の開発している AI で言えば糖尿病足病変の重症度を正しく判定できる医師のことであり，この人的・時間的コストが最終的な開発段階での最大のハードルとなる.

この点で，医師が果たすべき役割とは，どのような医療用 AI が社会に役に立つものであるかよく検討した上で，全国の医療施設から統一されたフォーマットの教師画像となるデータを収集していくことである．実務的に，全国規模で，個人情報を含む大量のデータを収集していくためには，公益性の観点からも形成外科学会およびその関連学会が連携してこれを推進していく必要があると考えられる.

V．AI とどうやって働いていくか？

よく『AI に仕事を奪われる』という話を耳にすることがある．実際に，もしかすると少なくとも診断学においては AI が一般的な医師の診断能力を上回る日が来るかもしれない．しかし，これを悲観する必要はまったくないと断言できる．なぜなら，AI はあくまで先人が積み上げてきた知識を学習させられる範囲において，なんらかの出力結果を出してくれるソフトウェアにすぎないからである．現在の人工知能では自発的に思考したり，未知の病気を類推診断したり，既知の病気の新しい治療方法を発想するといったことはできない．また，言語のあいまいさ，非言語的コミュニケー

ション，人間の曖昧さを理解することなど到底できそうになく，患者の相談に親身に対応するといったことは望めない．つまり，患者に全人的に人間関係を築き医療を行うことができるのは，どこまでいっても人間の医師にしかできない仕事である．なんでも困った時に助けてくれる医療用自立思考機能付き猫型ロボットが開発されることは当面しばらく期待できないと考えるべきであろう.

そうであるとして，仮に一般的な形成外科医の能力を超える診断 AI・手術ロボット AI を作ることができた場合に，形成外科医は何の仕事をするかということを考えてみる．まず，患者の人生観・価値観を十分に汲み取り，AI 診断名から導き出される治療法とすり合わせるという業務が考えられる．例えば，仕事が継続できる範囲の侵襲となるように術式変更を考えるであるとか，介護者の介護負担量や家屋の生活環境などを考慮して再建手術の侵襲度を決めるといった業務である．次に手術に際して仮に AI 手術ロボットが執刀するとして，医師は患者が不安に感じる医学的・社会的課題を患者の立場に立ってメディカルスタッフとともにチームで対応し，手術後にはその結果を患者がどのように受け止めて地域社会に帰っていくのかを支援するといった業務を行うことになると予想される．これは全人的医療を実践する医師像と言えるであろう．つまり，仮に現在の臨床業務レベルの医療用 AI が完成した暁には，何科医であっても全人的医療の実践者となることが求められるということは，医師として立ち返るべき理想像を示しているようにも思われる.

しかし，実際にはこうした AI を直ちに作ることは困難であるので，より現実的には，医師は臨床業務と並行して画像診断を補助してくれる AI を教育するという作業を行っていくことになると予測される．例えば，20 年前の MRI の解析ソフトの診断能力でははっきりとわからなかった軟部腫瘍の質的診断が，医師の手術所見や病理診断結果といった臨床から得られた知見をフィードバックさせることにより画像診断ソフトがバージョン

アップされ，従前より画像診断の精度が高まって
きたといった一連の流れに似ている．医療用 AI
においても同じような作業手順で，より高い精度
の診断を患者に提供できるようになると考えられ
る．このように医療用 AI と業務分担できるよう
になれば，医師は患者に正対する時間をより長く
確保できるようになる．つまり，形成外科医のた
めの医療用 AI は，私たちがより高い医療水準な
らびに全人的医療を患者に提供するためのよき診
療補助パートナーになってくれるものと期待され
る．

謝　辞

　遠隔連携ソフト『足ケアナビ』およびその画像判定
人工知能の研究開発は，旭川医科大学　東信良教授の
ご指導の下，木村情報技術株式会社のバックアップを
受けて進められてきたものであり，ここに深謝の意を
表します．

参考文献

1) 野村直之：人工知能が変える仕事の未来. 日本経
   済新聞出版, 2016.
2) 國本桂史：医療福祉システムにおける価値成長デ
   ザイン. 横断型基幹科学技術研究団体連合, 2011.
3) 寺師浩人，辻　依子：糖尿病性足潰瘍の病態別分
   類―神戸分類の提唱. 医学のあゆみ. **240**(11)：
   881-887，2012.

PEPARS No.166：41-47, 2020

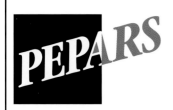

◆特集／形成外科で人工知能(AI)・バーチャルリアリティー(VR)を活用する！

Ⅰ．人工知能(AI)・機械学習・ディープラーニング

形成外科における顔認識技術・顔面神経麻痺の評価への応用

曽束　洋平*

Key Words：顔認識(facial recognition)，顔認証(facial authentication)，顔検出(face detection)，顔面神経麻痺(facial paralysis)，機械学習(machine learning)，人工知能(artificial intelligence)

Abstract　人はまったく努力せずに，自然に顔を見つけることができ，またそれが既知の人物であれば誰であるかわかることができる．しかし，コンピューターで顔を検出し，またそれを認識するには膨大な判別や計算を必要とする．近年，デジタル機器とコンピューターの処理能力が格段に向上し，顔画像の処理は身近なものとなってきた．スマートフォンのカメラでは，顔検出し，顔にピントを合わせる機能が備わり，写真を撮る者はその技術の恩恵を知らず知らずのうちに享受している．本稿では，顔画像処理技術に関して紹介し，その顔面神経麻痺領域での臨床応用の可能性を紹介する．

はじめに

近年，デジタルカメラやデジタルビデオカメラ等のデジタル画像機器の普及とコンピューターの処理能力の向上に伴って，顔画像のデジタル処理を手軽に行うことができるようになってきた．顔を理解する技術としては，顔検出,顔の特徴点検知,性別推定，年齢推定，表情推定，疲れの推定，眠気の推定や個人識別の技術が広く研究されている[1]．

一方で，顔面神経麻痺の評価には柳原法[2]，House-Brackmann法[3]，Sunnybrook法[4]等の主観的評価法が行われてきたが，近年上述の技術によってコンピューターを用いた客観性や再現性の高い顔面神経麻痺の評価方法も報告されている[5]~[11]．

今回，コンピューターによる顔認識と顔面神経麻痺領域での臨床応用の可能性に関して紹介する．

本稿では，顔検出，顔の特徴点検知，性別推定，年齢推定，表情推定，疲れの推定，眠気の推定等を「顔認識」とし，個人識別を「顔認証」とし，顔認識と顔認証を合わせて「顔画像処理技術」とする．

顔画像処理技術の構成

顔をコンピューターが理解するための顔画像処理としては，最も重要で基礎的な技術は顔検出技術である．画像の中から漏れなく，間違いなく，そして瞬時に顔の位置を正確に特定する必要がある．映像やリアルタイム画像であれば顔を検出したあとに顔を追跡(トラッキング)する必要がある．

顔を検出したあとは，性別，年齢，表情，顔の向き，眼鏡を検知し，さらに個人識別を行うためには顔の各部位の特徴点の検知が重要となる(図1)．特徴点の検知精度が認証結果に大きく影響を与える[1]．

* Yohei SOTSUKA，〒951-8520　新潟市中央区旭町通一番町754番地　新潟大学医学部形成外科，准教授

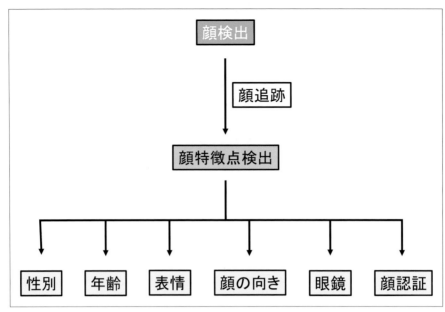

図 1. 顔画像処理技術の構成と流れ

顔画像処理技術の歴史

顔画像をコンピューターで処理する研究は1970年前後より京都大学　坂井利之研究室にてされていた[12]. 1973年，同研究室のKanadeにより自動顔認証システムの研究が発表された[13]. 続いて，1991年人間が手動で切り出した無表情の正面顔画像集合に主成分分析を適用し，低次元空間でマッチングを行う固有顔(Eigenface)による顔認証アルゴリズムが発表された[14]. この時，自動の顔認証技術の開発に非常に関心が寄せられた. しかし，これまで手動で顔領域を切り出していたため，自動認識のためには画像中から顔を見つけ切り出すことが必要となり，1990年代中頃は顔検出の研究が盛んに行われるようになった. ニューラルネットワークを用いた顔検出の方法も1998年に発表されたが，処理速度が現在とは違い非常に遅く実用的な手法とは言い難かった[15]. その後顔検出には新しい手法が多く開発され，検出対象も正立の正面顔から画像平面内への対応と横顔への対応と広げてきた[16].

これらの技術が一般的に使用されるようになったのは，デジタルカメラであろう. 国内のデジタルカメラに顔検出技術が初めて搭載されたのは，2005年2月，ニコンが発売したCOOLPIX 5900である. 米Visionics社のFaceIt®技術により，被写体の顔を検出してピントを合わせる機能を組み込んだ. 2007年9月にはソニーが「スマイルシャッター」という名称で人物の笑顔に基づいて自動的にシャッターを切る機能をデジタルカメラ(DSC-T200，DSC-T70)に初めて搭載した.

種々のアルゴリズムの開発により，機械学習の効率が上がり，顔画像処理技術は絶えず発展していき，2010年代になると深層学習(Deep Learning)によって顔画像処理技術は精度も速度も更に増していった.

現在の顔認識

パターン認識等を用いた機械学習による顔認識よりも，物体検出の1つの分野で，用いられるのは深層学習の手法のひとつ「CNN(畳み込みニューラルネットワーク)」が現在の顔認識の主流である. これの手法により複数の顔を瞬時に検出することが可能になっている.

数多くのオープンソースの深層学習用のディープライブラリが公開され，コンピューターの性能の向上もあり，個人での顔認識モデルの構築も可能である. 顔検出エンジンの評価は，顔検出の研

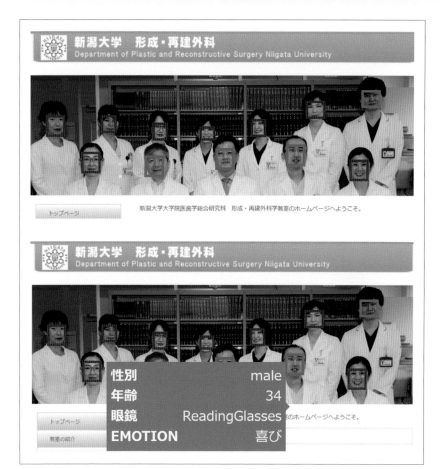

図 2. 新潟大学形成外科のホームページ画像を Microsoft 社の AI サービスに取り込み抜粋
　　　上：全員の顔を漏れなく認識した．青枠は男性を表し，赤紫枠は女性を表す．
　　　下：マウスカーソルをそれぞれの顔に重ねると他に推定年齢，眼鏡の有無，
　　　　　表情が表示される．筆者に重ねた場合を大きくこの場合は表示している．
　　　　　またプロパティではより詳細な評価を確認できる．「bald」という項目もあ
　　　　　り，他 11 人が 0.1 以下の評価の中，筆者 1 人 0.34 で bald 傾向の強い評価
　　　　　であった．

究分野における評価用データのスタンダードである WIDER FACE を使用することができる[17]．機械学習の専門知識がなくても，API を呼び出して利用することもできる．また簡単なものであれば企業が作成した顔認識モデルをサイト上で使用することもできる．例えば，Microsoft 社が提供する画像内の顔を分析する AI サービス[18]で，新潟大学形成外科のホームページ[19]の画像を取り込んでみると，男性と女性を区別し，個々の表情，年齢，眼鏡の有無等を評価する（図 2）．

顔面神経麻痺評価への臨床応用

顔面神経麻痺の評価は，柳原法[2]，House-Brackmann 法[3]，Sunnybrook 法[4]などの主観的評価法により行われてきた．簡便で有用な検査法として日常診療で用いられているが，その一方で客観性や再現性において問題を残している．コンピューターなどを用いた客観性や再現性が高い顔面神経麻痺の評価法も報告されているが，高価な機器が必要であったり，機器操作が煩雑であったりし，普及しているとは言えない[7)11]．Microsoft 社から販売された Kinect™（キネクト）は，ジェスチャー・音声認識等によってゲーム操作ができるデバイスであり，カメラ・距離センサーやマイクが備わっている．Kinect™には顔認識機能も備わっており，自動で顔から識別点を抽出したり，

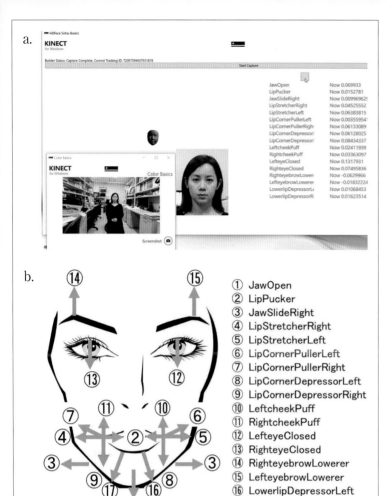

a.

b.

① JawOpen
② LipPucker
③ JawSlideRight
④ LipStretcherRight
⑤ LipStretcherLeft
⑥ LipCornerPullerLeft
⑦ LipCornerPullerRight
⑧ LipCornerDepressorLeft
⑨ LipCornerDepressorRight
⑩ LeftcheekPuff
⑪ RightcheekPuff
⑫ LefteyeClosed
⑬ RighteyeClosed
⑭ RighteyebrowLowerer
⑮ LefteyebrowLowerer
⑯ LowerlipDepressorLeft
⑰ LowerlipDepressorRight

図 3.
作成した顔面神経麻痺評価プログラム
（文献 10 より抜粋）
　a：作成した顔面神経麻痺評価プログラ
　　ムで健常人の安静時を評価した．安静
　　時では，Animation Unit はほぼ全ての
　　値が 0 を示した．顔の表情がないこと
　　を表している．
　b：17 項目の Animation Unit 動きを示
　　す．①，⑭，⑮ では −1〜1 の値を返
　　す．「−」は逆方向のベクトルを表す．
　　他の Animation unit は 0〜1 の値を返
　　す．

その識別点を追跡したりすることができる．これ
は個人が学習させるわけではなく，Microsoft があ
らかじめ機械学習をさせた機能を利用することが
できるのである．
　Kinect™を顔面神経麻痺の評価に使用できない
かを検証し，主観的評価の 1 つである柳原法と一
定の評価結果の一致性をみた[9]．ただ，眼瞼に関し
ての自動認識は難しかった．2014 年末に Kinect™
for Windows v2（Kinect v2）センサーが発売され，
顔認識機能が以前のものより 20 倍以上改善，さら
に解像度はフルハイビジョンとなった．また，眼
瞼の自動認識システムも備わったことにより，よ
り正確な動画の取得・評価が可能となった．
Kinect™ v2 を用いて顔面神経麻痺の評価に応用
し簡便な評価方法を確立できるか検証してみた[10]．

① Microsoft Windows 10 環境下にて，Microsoft
Visual Studio® Professional 2015 & Kinect™
for Windows SDK 2.0 以降を用いて，プログ
ラムを作成した．SDK にて Face Tracking が
可能となっており，顔認識システムが備わって
いる．Face Tracking 機能では，顔より識別点
を抽出しその 3 次元座標を得たり，自動で顔の
動きを検出し表情を表すパラメーター値を取
得したりすることも可能であり，識別点は
1,347 点ある．また改良された Kinect™ v2 の
SDK では顔の動き・表情を評価するシステム
が予め 17 項目（Animation Unit）も備わってお
り，それも利用してプログラムに反映するよう
にした（図 3）．17 項目のうち，14 項目で 0〜1
の値を返し，3 項目（JawSlideRight, Righteye-

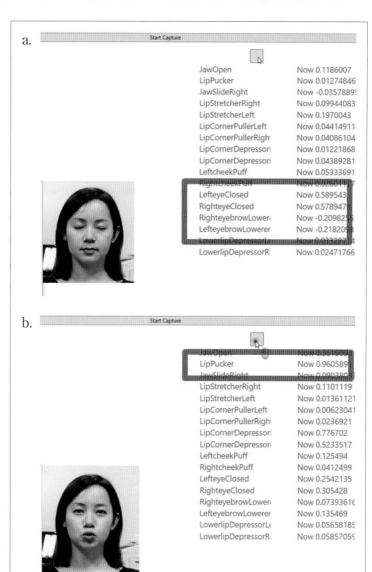

a.

JawOpen	Now 0.1186007	
LipPucker	Now 0.01274846	
JawSlideRight	Now -0.0357889!	
LipStretcherRight	Now 0.09944083	
LipStretcherLeft	Now 0.1970043	
LipCornerPullerLeft	Now 0.04414911	
LipCornerPullerRigh	Now 0.04086104	
LipCornerDepressor	Now 0.01221868	
LipCornerDepressor	Now 0.04389281	
LeftcheekPuff	Now 0.05333691	
RightcheekPuff	Now 0.0280117	
LefteyeClosed	Now 0.589543	
RighteyeClosed	Now 0.5789947	
RighteyebrowLowere	Now -0.2098255	
LefteyebrowLowerer	Now -0.2182058	
LowerlipDepressorL	Now 0.03386914	
LowerlipDepressorRi	Now 0.02471766	

b.

JawOpen	Now 0.1361909	
LipPucker	Now 0.960589	
JawSlideRight	Now 0.0903805	
LipStretcherRight	Now 0.1101119	
LipStretcherLeft	Now 0.01361121	
LipCornerPullerLeft	Now 0.00623041	
LipCornerPullerRigh	Now 0.0236921	
LipCornerDepressor	Now 0.776702	
LipCornerDepressor	Now 0.5233517	
LeftcheekPuff	Now 0.125494	
RightcheekPuff	Now 0.0412499	
LefteyeClosed	Now 0.2542135	
RighteyeClosed	Now 0.305428	
RighteyebrowLower	Now 0.07393616	
LefteyebrowLowerer	Now 0.135469	
LowerlipDepressorL	Now 0.05658185	
LowerlipDepressorRi	Now 0.05857059	

図 4.
作成した顔面神経麻痺評価プログラム
での健常人の代表的な評価
（文献 10 より抜粋）
　a：弱閉瞼時の Animation Unit の
　　値は，閉瞼の値（eyeClosed）が左
　　右ともに 0.58 を示し，目をつぶっ
　　ていることを表している.
　b：口笛時の Animation Unit の値
　　は，LipPucker が 0.9 を示した.

browLowerer, LefteyebrowLowerer）では −
1〜1 の値を返す．たとえば，⑫ LefteyeClosed
では，左閉瞼すれば「1」に近い値となり，左開
瞼すれば「0」に近い値となる.

＜健常人における代表的な評価＞

　安静時では，Animation Unit はほぼ全ての値が
0 を示した（図 3-a）．弱閉瞼では閉瞼（eyeClosed）
の値が左右とも 0.58 程度を示した（図 4-a）．口笛
（う〜）では，LipPucker の値が 0.9 程度を示した
（図 4-b）．健常人において，Animation Unit は，
ほぼ適切に変動しており，顔の動きの評価がある
程度できた.

② 同意を得られた顔面神経麻痺患者 5 名に協力し
　てもらい，顔面神経麻痺の動画撮影を行った.
　柳原法と作成した顔面神経麻痺評価プログラ
　ムとで，相関関係があるかどうかを評価した.
　顔面神経麻痺評価プログラムを用いて自動で
　評価し点数化した結果，柳原法で評価した点数
　との間には相関関係がなかった.
③ 1 人の患者では，経時的評価が可能であった.

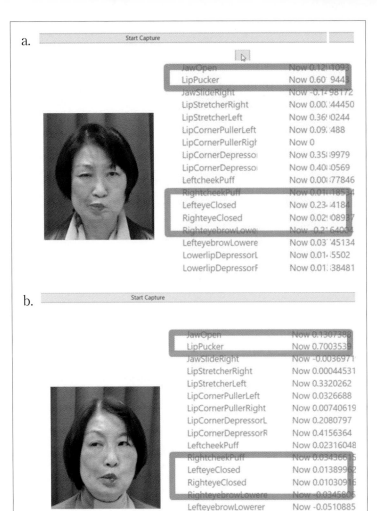

図 5.
ボツリヌストキシン注射施術前後での
Animation Unit の値
（文献 10 より抜粋）
　　a：ボツリヌストキシン注射施術前
　　　施術前は LipPucker 0.6，左閉瞼
　　　0.23，右閉瞼 0.02 であった．口を
　　　すぼめている状態では，左が右に
　　　比べて閉瞼していることを表わす．
　　b：ボツリヌストキシン注射施術後
　　　1 か月
　　　施術後 1 か月では，LipPucker
　　　0.7，左閉瞼 0.01，右閉瞼 0.01 で
　　　あった．口をすぼめている状態で
　　　は，閉瞼・開瞼の状態で左右差は
　　　ないことを表わす．

＜ボツリヌストキシン注射の症例＞

症例：60 歳，女性

　2 年半前に他院での術中の左耳下腺腫瘍切除時
に顔面神経本幹を誤って切断され，同時に神経縫
合術を施行．神経の回復はしているが，病的共同
運動を認めている．口笛時に認める閉瞼の病的共
同運動に対して，ボツリヌストキシン注射を施
行．ボツリヌストキシン注射施術後，視診上病的
共同運動は改善していた．プログラム上の値は，
施術前は LipPucker 0.6，左閉瞼 0.23，右閉瞼
0.02 であった（図 5-a）のが，施術後 1 か月では，
LipPucker 0.7，左閉瞼 0.01，右閉瞼 0.01 の値（図
5-b）であり，施術前には閉瞼の値は左右差を認め
ていたのが，施術後は左右差を認めず，視診上の
改善と一致した．

考　察

　Kinect™ の SDK を用いて，顔面神経麻痺の評価
が可能かを検証した．Microsoft 社によって提供
されるすでに学習済のモデル（機能）を顔面神経麻
痺の評価に転用できるか検証したということであ
る．この SDK の仕様は公開されていないが，深
層学習ではなく，パターン認識等の方法での顔認
識機能であると推定する．深層学習を用いなくて
も個々の顔検出や表情評価はおおよそ正確であっ
たが顔面神経麻痺患者に対しての絶対的評価は難
しかった．

　Kinect™ v2 を用いた別の顔面神経麻痺評価法
も報告されている．自動にて顔の特徴点を検出し，
そのあとは手動で面積測定等を行い，健側と患側

での非対称性を計算するものである．煩雑な手動での操作が必要となり，自動評価とは言い難い[20]．

今日，数多くのオープンソースの深層学習用のディープライブラリが公開され，コンピューターの性能の向上もあり，個人での顔認識モデルの構築も可能である．深層学習を用いた顔面神経麻痺評価への報告はあるが[6]，この報告では顔検出エンジンは備わっておらず，顔を手動で切り取って評価しており，これも自動評価というにはほど遠い．また，顔の高精細な画像を何千・何万枚と深層学習させるには時間を必要とし，Deep Learning を用いた顔面神経麻痺評価の実用化にはもう少し時間がかかりそうである．

顔認識・顔認証システムが医療に応用されている例は少ない．顔認証による再来受付システムや顔認証による患者・入居者の無断外出を検知する顔認証徘徊防止システム[21]などであり，今後医療，そして顔を扱う診療科として形成外科での顔の機械学習に関して発展を期待したい．

まとめ

コンピューターによる顔認識と顔面神経麻痺領域での臨床応用の可能性に関して紹介した．

本稿について，Microsoft 社はじめ他者との利益相反はない．

謝　辞

Kinect[TM] v2 に関するアドバイスをして頂いた株式会社ホロラボ CEO 中村　薫氏，プログラミングに関するアドバイスをして頂いた大阪大学医学部コンピュータクラブ，撮影協力等して頂いた兵庫医科大学形成外科 外岡真紀氏に謝意を表する．

参考文献

1) 山口　修：顔画像認識の過去・現在・未来. 応用物理. **88**：816-819, 2019.
2) 柳原尚明ほか：顔面神経麻痺程度の判定基準に関する研究. 日耳鼻会報. **80**：799-805, 1977.
3) House, J. W., Brackmann, D. E.：Facial nerve grading system. Otolaryngol Head Neck Surg. **93**：146-147, 1985.
4) Ross, B. G., et al.：Development of a sensitive clinical facial grading system. Otolaryngol Head Neck Surg. **114**：380-386, 1996.
5) 磯野道夫ほか：コンピューター画像解析を用いた顔面表情筋の共同運動の評価. 日耳鼻会報. **102**：996-1002, 1999.
6) 秋山昌毅ほか：Deep Learning 型人工知能を用いた顔面神経麻痺の診断. Facial Nerv Res. **38**：75-77, 2019.
7) 勝見さち代ほか：空間コード化法三次元計測装置を用いた顔面神経麻痺の客観的評価法の開発. Facial Nerv Res. **32**：85-87, 2012.
8) 川本　亮ほか：コンピューター画像処理を用いた顔面神経麻痺の評価　スコア法との比較. Facial Nerv Res. **15**：81-84, 1995.
9) 曽束洋平ほか：Kinect を用いた顔面神経麻痺の客観的評価法の可能性. Facial Nerv Res. **34**：139-141, 2014.
10) 曽束洋平ほか：Kinect V2（Xbox One Kinect センサー）を用いた顔面神経麻痺評価の可能性. Facial Nerv Res. **37**：147-150, 2018.
11) 田中一郎，南谷晴之：顔表情・顔面麻痺解析システム FEMAS-1 の評価スコアと麻痺度の関係. Facial Nerv Res. **27**：163-166, 2008.
12) Sakai, T., et al.：Picture processing system using a computer complex. Comput Gr Image Process. **2**：207-215, 1973.
13) Kanade, T.：Picture Processing System by Computer Complex and Recognition of Human Faces. 1974.
14) Turk, M., Pentland, A.：Eigenfaces for Recognition. J Cogn Neurosci. **3**：71-86, 1991.
15) Rowley, H. A., et al.：Neural network-based face detection. IEEE Trans Pattern Anal Mach Intell. **20**：23-38, 1998.
16) Rowley, H. A., et al.：Rotation invariant neural network-based face detection Proceedings. 1998 IEEE Computer Society Conference on Computer Vision and Pattern Recognition（Cat. No. 98CB36231）：38-44, 1998.
17) http://shuoyang1213.me/WIDERFACE/
18) https://azure.microsoft.com/ja-jp/services/cognitive-services/face/.
19) https://www.med.niigata-u.ac.jp/prs/site/
20) Gaber, A., et al.：Quantifying facial paralysis using the Kinect v2. Conf Proc IEEE Eng Med Biol Soc. **2015**：2497-2501, 2015.
21) https://www.facial-lykaon.com/

形成外科領域雑誌 ペパーズ

PEPARS No.159
2020年増大号

外科系医師必読！
形成外科基本手技30
―外科系医師と専門医を目指す形成外科医師のために―

編集／大阪医科大学教授　上田晃一

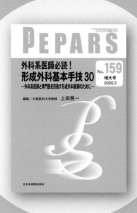

PEPARSのあの大ヒット特集が帰ってきました！
内容が**3倍**になって大幅ボリュームUP！
形成外科手技の**A to Z**を網羅した大充実の1冊です。

2020年3月発行　B5判　286頁
定価（本体価格5,200円＋税）

■目　次■

- 創縫合法
  ―きれいな縫合創を得るために―
- ケロイド・肥厚性瘢痕の保存的治療
  とステロイド局所注射
- ケロイド・肥厚性瘢痕に対する
  外科的治療と術後放射線治療
- 顔面の局所皮弁
- 顔面の遊離植皮術
- 顔面の悪性腫瘍の切除および再建術
- 熱傷の局所療法と植皮術
- 顔面骨骨折の骨固定法
- 頭蓋骨・顔面骨の骨延長術
- 自家骨移植の採取法と移植法
- 軟骨の採取法と移植術
- 人工骨を用いた頭蓋顔面の再建

- 組織拡張器を用いた皮膚再建術
- 難治性創傷に対する陰圧閉鎖療法
- 褥瘡の保存的治療と外科的治療
  ―チーム医療と近年の保存的治療の
  トピックを交えて―
- 重症下肢虚血における足部切断術
- 眼瞼手術の局所麻酔のコツ
- 顔面への脂肪注入法
- 顔面への真皮脂肪移植
- 植毛術
- 初心者のためのマイクロサージャリー
- 末梢神経縫合,自家神経移植,神経移
  行術,神経再生誘導術の基礎と現状
- リンパ管静脈吻合
- 前腕皮弁

- 肩甲皮弁・肩甲骨皮弁
- 広背筋皮弁
- 腹直筋皮弁・下腹壁動脈穿通枝皮弁
- 鼠径皮弁とSCIP皮弁
- 前外側大腿皮弁
- 腓骨弁・腓骨皮弁

さらに詳しい情報と
各論文のキーポイントは
こちら！

 全日本病院出版会　〒113-0033 東京都文京区本郷 3-16-4　Tel：03-5689-5989
www.zenniti.com　　　　　　　　　　　　　　　　　　　Fax：03-5689-8030

PEPARS No.166：49-56, 2020

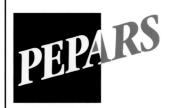

◆特集／形成外科で人工知能(AI)・バーチャルリアリティー(VR)を活用する！

Ⅰ．人工知能(AI)・機械学習・ディープラーニング

形成外科における医療 AI の倫理的・法的・社会的課題

恋水　諄源*

Key Words : 人工知能(artificial intelligence), 生命倫理(biomedical ethics), 形成外科(plastic surgery), ガイドライン(guidelines), 共同意思決定(shared decision making)

Abstract　　医療用人工知能(医療 AI)は形成外科領域において診断補助・治療効果予測・治療法の提案・ロボット機器への応用・研究および医学教育といった用途に利用される可能性がある. 医療 AI によって医療の質が改善される可能性がある一方で, データ利用の問題やブラックボックス問題などに起因する種々の倫理的・法的・社会的課題(ELSI)が懸念される.

本稿では先行研究で論じられる問題点を形成外科の臨床に沿った架空事例に当てはめて検討する. 医療 AI を形成外科領域で利用するにあたっては, AI を使用する医師の資質, AI の判断を巡る患者コミュニケーション, 医師の責任を巡る問題, 医療 AI に関する市民の反応, 医師を介さない医療 AI 利用の可能性などの問題点が生じ得る.

こうした問題に対し各臨床医が医学的にも倫理的にも妥当な対応をとれるよう, 学会で医療 AI に関する問題を収集・検討し, ガイドラインを作成する必要があると考えられる.

はじめに

ディープラーニング技術の台頭は, 医療における人工知能(artificial intelligence：AI)利用を加速させている. 形成外科領域もその例外ではなく, 複数の分野で AI の臨床応用に向けた研究が行われている[1].

しかし, 医療 AI は新しい技術ゆえのリスクや難点も孕んでおり, その倫理的・法的・社会的課題(Ethical, Legal, Social Issues；ELSI)は, 医療と社会が密接な関係にある今日において, 技術開発に並行して検討する必要がある.

形成外科における AI 利用

形成外科領域で考えられる AI 利用については 2016 年に Kanevsky らの総説論文で紹介され[1], そ
の後も次々に新しい論文が発表されている. 具体的手法は多種多様だが, AI 利用の目的と適応される臨床プロセスに沿って以下のように整理できる.

1．診断補助・評価ツール

診断補助や評価ツールとしての AI 利用は特に画像認識で進んでいる. 熱傷など視診だけでは経過判断が難しい創傷に対し創傷の画像から予後を予測する方法などが研究されている[1]. 加えて美容外科領域では顔写真とそれに対し人々の感じる「好ましさ」を AI に学習させ, どのような顔が人々に好まれるかを判定することも研究されている. これにより, どの部位をどう変化させるべきかを客観的に判断できると言う[2].

2．効果予測・治療法の提案

上記 1 のような方法で得た患者データを特定の手技の前後で比較し, これを AI プログラムに学習させれば, その手技が患者に与える効果を予測することができる. 創傷に対し治癒率あるいは整容的満足度の最も高い皮弁を提案するプログラム

* Jungen KOIMIZU, 〒620-8505　福知山市厚中町 231　市立福知山市民病院形成外科, 医長/京都府立医科大学外科学教室形成外科部門

や，拡張現実（Augmented Reality；AR）技術と組み合わせ，術中の操作がもたらす長期的効果を予測し現実画像と重ね合わせて術者に提示する機器などが考えられる[1]．

3．ロボット機器への応用

AI 技術はロボット機器の内部処理にも利用できる．ロボット支援下微小手術で術者の手の震えを補正する[3]，筋電義手の操作プロセスに機械学習を取り入れる[4]などの方法が研究されている．こうした技術は操作をより正確にするとともに，将来的な手術手技や動作の自動化につながることも期待される[5]．

4．研　究

AI 技術を用いることで，人間では気付かなかった特徴に基づいてサンプルを分類することが可能になる．これを研究に用いて新たな知見を得ようとする試みが進みつつある．ゲノム研究での応用も進んでおり，例えば口唇口蓋裂患者のゲノム解析に AI プログラムを利用し，疾患の遺伝的病理特性に関する研究に役立てることも考えられる[1]．

5．医学教育

AI で診療行為を詳細に分析し医学生や修練医の教育に役立てることも考案される．手術動画を分析することで，特定の操作とその術後効果の因果関係を明らかにすることができる．このデータに基づいて各医師の外科手技を評価し修正すべき点の指導・学習に用いることが考えられる[6]．

臨床プロセスへの影響

診断・治療法の提示・患者同意の取得・治療実施（多くの場合は手術であり医師の術中判断を伴う）という形成外科診療のプロセスは医療 AI の導入によって少なからず影響を受ける．

ロボット機器を除けば，医療 AI がもたらすのは臨床判断に役立つ情報であり，AI が医師を代替するという事態は今すぐに起こるものではない．医師が責任ある判断を行い，AI のメリットが十全に発揮されれば，診療のプロセスと医療のアウト

カムが改善されることが期待される．

しかし，医療 AI がもたらす情報は，その生成過程の一部が従来の医学的知識と異なっており，この点が様々な倫理的・社会的懸念を産み出している[7]~[10]．

AI プログラム形成過程における問題の1つは，信頼性のあるプログラムを作るために質の高いデータを多量に学習させる必要があるということである．学習データそのものに間違いを含んでいれば，それを学習したプログラムの正確性・信頼性は落ちる．

もう1つの問題はブラックボックス問題と呼ばれるもので，AI による情報処理過程の透明性の問題である．AI プログラムは初期状態から学習を経て完成するが，その過程で構築された信号処理機構は複雑であり，入力に対する出力がどのような過程で得られたかを読み取ることは困難である．したがって何らかのエラーがあると思われる場合でも，学習過程や情報処理過程のどこにその責任があるかを同定することができない．

医療 AI の ELSI

こうした AI の信頼性・透明性の問題から，様々な倫理的・法的・社会的課題（ELSI）が懸念される．これらの問題は様々な場で論じられ，日本の医療に沿った問題点が整理されつつある[11][12]．挙げられる問題点は幅広く，医療・科学技術政策レベルでの対応が必要なものもある．ここでは形成外科に関連した架空事例を挙げて，先行研究が言及する問題の中でも特に一臨床医として心がけるべき，あるいは学会としてガイドラインを作って対応すべき点について考察する．なお，各事例で機器に付与された名称は架空のものである．

1．事例1：臨床診断支援 AI

A 社が開発した熱傷診断支援 AI 機器 Burn は，患者の全身写真から熱傷創を同定し熱傷深度と体表における面積を自動的に算出する製品である．過疎部にある B 診療所には内科医しか勤務しておらず，救急対応に役立てるため Burn を導入した．

ある日の早朝，自宅で転倒し，ストーブの上で加熱中であった湯を上半身に浴びた高齢者がB診療所に搬送されてきた．熱傷以外の問題は見当たらず，その熱傷創も皮膚に軽度の赤みを認めるのみで水疱形成はない．患者本人によれば，受傷機転となった湯は加熱時間も短く沸騰していなかったという．診察を行った内科医は，創のほとんどがⅠ度熱傷であると考えた．しかしBurnを使用して確認したところ，Ⅱ度熱傷と判定される部位が非常に多く，その面積は体表の40%と計算された．

この患者は末期のがん患者であり，余命は半年以内と宣告されている．生きているうちに一目見たいと楽しみにしていた孫の結婚式への出席を数時間後に控えており，軽症であればすぐに帰宅したいと主張している．担当医は患者をB診療所から30 km離れた救急救命センターへ搬送すべきか悩んだ．

A．AIを使用する医師の資質

医療AIが提示した結果を用いて判断を行うには相応の知識が必要となる[12]．AIの判断は学習したデータからの推測であり100%の信頼性を持つものではない．それでも，皮膚腫瘍診断AIのように人間より正確な判断を下す[13]ものもあり，人間とAIの判断を照合し，より正しい判断ができることが理想である．しかし，そのためには担当医がAIを適用しようとする臨床状況についての知識とAIの性能および限界についての知識の両方を持ち合わせている必要がある．

事例1の場合，AIを使う担当医がそれに相応しいかが問題になる．熱傷治療の経験がある形成外科医であれば，広範囲Ⅱ度熱傷であるというAIの判断が正しい可能性も十分あると判断できるし，実際にそうであった場合のことも考え，水疱形成が見られた場合にすぐ再診するよう指示するなどの療養指導も可能である．

しかし，この判断と指導を他科の医師に須らく求めることは困難である．AIの性能と限界についての知識は全科共通であるか，あるいはマニュア

ルから理解できるものであったとしても，AIを適用しようとする熱傷に関する臨床知識と経験は一朝一夕に身に着くものではない．各AI製品の使用に適切な教育プログラムを提供し，適用される臨床状況に応じて専門医等の資格と組み合わせて製品使用の妥当性を測ることも検討すべきである．

B．専門外の状況でAIを使用せざるを得ない医師への支援

AIの使用対象となる臨床状況について知識が必要であるとは言え，事例1のように不足する専門性を補うためにAIを導入せざるを得ない医師も存在すると考えられる[12]．そうした医師に対しては，迷った場合に判断を支援できる体制が必要になる．例えば事例1の場合，搬送先となる救命救急センターにAI診断の妥当性も含めて相談できる体制があることが望ましい．その場合，相談を受ける医師がAIに関する知識と熱傷に関する専門知識の両方を備えている必要がある．

C．判定結果を巡るコミュニケーションのあり方

医療AIの示す結果をどこまで患者に開示しどのように説明するかは，医療AIの導入によって生じる新たな問題である[12][14]．前述のようにAIの予想結果は完全ではなく，人による診断と同様，不確実性が消えることはない．患者自身による決定を重視する考え方から言えば，この不確実性から生じる不利益を引き受けるのは患者であり，患者には判断に必要な情報は余すことなく与えられ，それに基づいて患者自身が意思決定を行わなくてはならない．

しかし実際のところ，一方的に情報を与えられるのみでは患者が妥当な判断をし損ねることも多い．一般に医学的情報は患者のみで正確に理解することは難しく，患者の価値観に合った倫理的に妥当な決定のためには，医療者と自身の価値観を共有し，選ぼうとする選択肢がそれにどのような影響を与えるかをともに考える必要がある（共同意思決定）[15]．

事例1においても，診断が不確実性を含むこと

に患者の理解を得ながら，安全のため救急センターを受診する場合と希望通り結婚式に出席する場合について，ともに考える必要がある．患者はリスクを承知で結婚式への出席を選ぶかもしれないし，リスク回避のため救急センターの受診を希望するかもしれない．この判断を医師のみで行えば患者の意向を無視することになり，また患者に情報を与えるのみでもリスクが過小評価され結果として本意に沿わない可能性がある．

2．事例2：術中判断支援AI

C社の開発した乳房手術支援AI機器Breastは，AIプログラムと拡張現実（AR）ゴーグルから構成される機器である．術前・術中画像から長期的な術後結果を予測し，その予測を目の前の患者に重ね合わせた画像として術者に提示する機能を持っている．

ある形成外科医が担当患者の乳房縮小術にBreastを利用しようとしていた．術前にデザインを行い，術前参考画像を機器に取り込み，デザイン通りに手術を行えば良好な結果が得られるとの予測を得た．

しかし，いざ患者に全身麻酔をかけ手術を行おうとしたところ，術者の装着しているARゴーグルに術前とは全く違う予測結果が表示された．試しにデザイン線を少し変えて描き直してみると，術前に得ていたものと同様の予測画像が得られた．担当医は経験的に最初のデザインが最もよい結果を生むと考え，初めに引いたデザイン線に戻して手術を施行した．問題があったのは執刀開始時のみで，その後はBreastと術者の判断がずれることはなかった．

術後，担当医が今回の手術で起こった現象を疑問に思いながら医局に戻ると，散らかった机の隅に2週間前に届いたまま未開封であったC社からの「重要なお知らせ」と題した封書があることに気づいた．その中には，Breastが特定の照明環境下で起こす誤動作と，その解消のため内部プログラムの更新が必要であることについて書かれた文書が入っていた．

A．学習機能に支援された医療と責任を巡る議論

厚生労働省は医療AIの提示する情報を用いて診療を行う場合について，その責任主体は医師にある旨を通達している[16]．しかし，AIプログラムにブラックボックス性がある以上，医師には自分で原因を説明しきれない過誤についても責任を求められる可能性がある．

Priceらは医療AIを利用する医師の責任について，AIによる予測の正誤と標準的医療との乖離の有無について場合分けした上で論じている[17]．事例2のようにAIが標準的医療や医師の経験に基づく判断と異なる選択肢を提示し，なおかつ，それがAIのエラーによるものであった場合，責任ある医師としては自身の判断でAIの提案を却下することが妥当である．しかし，AIの出した提案がエラーによるものなのか，人間には思いつかなかった優れた方法なのかはその場で判断できない．安全策としてAIの提案が標準的医療や経験に沿わない場合はすべて却下するという方針を取ることも1つの道だが，この方針はAIの利点を弱める可能性があり，患者がより良い結果を得る機会を減らす恐れがあるとPriceらは指摘する．

有効性が証明された標準的医療が存在する状況では，それを差し置いて良い結果を得るためにAIに従うというのは投機的であり一般的な医療として適切かどうか疑問だが，有効な従来手段のない状況については議論の余地がある．場当たり的な判断を避けるため，それぞれの疾患・症候についてのエビデンスや診療ガイドラインとも照らし，学会としてその妥当性を議論する必要があるだろう．

B．AIプログラムの管理に関する問題

AIプログラムに技術上の過誤が存在し，それが患者の不利益に直接繋がったことが証明された場合は，プログラム開発・販売企業にその製造責任が問われると考えられる．その一方で，事例2のように企業が過誤に関する情報とその修正プログラムを公開している場合はアップデートを怠っ

た医師の管理責任が問われる可能性が考えられる.

AI プログラムの保守管理についての知識と姿勢についても事例 1 で論じた AI を使用する医師の資質の一部として考慮し, 教育プログラムの中で注意喚起を行う必要があるだろう.

3. 事例 3：美容効果判定 AI

本社を中国に置く D 社の開発した美容医療支援 AI プログラム Beauty は, 顔貌に対し人間が感じる「好ましさ」を学習した AI である. 術前の 3D 顔写真から術後予想画像を作成・分析し, 患者がどのような手術を受ければどれだけ他者からの評価を改善できるかを判定できる. 美容医療における方針決定支援のために開発され, 大手美容医療チェーンは Beauty を用いたカウンセリングを広告塔として集患している.

形成外科医である E 医師は, 美容外科術後のトラブルについて専門外来を開いている. E 医師も「愛され度判定ソフト」として Beauty の名が巷でよく聞かれるようになったと感じている. しかしその評判の一方で, E 医師を訪れる美容手術後修正希望の患者は明らかに増加しており, 多くが「Beauty が判断した通りの手術をしたはずなのに」とこぼしている. そうした患者は感染やインプラント位置不良などの明らかな合併症があるわけではない. ただ E 医師が見る限り, この数年来に日本国内で流行している施術内容とは少し違うと感じていた.

Beauty が発売されて 1 年ほど経った頃, E 医師を訪れたある患者が突然スマートフォンを E 医師に突きつけ「この手術をしてください！」と言い出した. 訳を聞くと「Beauty は中国の AI だから中国人好みの顔になるんでしょう？　だから, この日本人向けの AI アプリが言う通りにしてもらいたいんです！」と言う. E 医師が確認すると, 患者の言うアプリが示す施術内容は医療的常識から外れており, プログラムの質が疑わしいと感じられるようなものであった.

A. 医療における「AI」についての認識

AI についての人々の認識は多様であり, その中には誤解や技術への過剰な期待も含まれている. 今日, AI に関する情報や憶測はインターネットをはじめとした様々なメディアで溢れており, 現時点で研究開発・試用されているものとは大きく乖離する部分もある. 事例 3 のように, 市民の過度な期待が不要な受療行動につながったり, マーケティングに利用されたりする可能性もある.

こうした認識のギャップは患者・市民と医療者との間だけでなく, 医療者同士でも起こり得る. この溝を埋めるには, 現実に即した情報を学会内で共有すると同時に, 患者・市民にも理解しやすい形で公開する必要がある. また, 患者-医療者間の情報格差から利益を得るような行為を戒める倫理規定も必要になるだろう.

B. 患者・市民がユーザーとなり得る AI への対応

事例 3 で患者が提示した AI アプリのように, 医学的信頼性に欠ける製品が患者・市民の間に流布し, 受療行動を変化させる可能性がある.

これに対しては現行の法制度で一定の予防線が張られている. 研究利用を除き, 医療用 AI プログラムはデータセット学習後に PMDA の審査を経て, 医療機器として販売・臨床使用される必要がある. AI プログラムの信頼度については, こうした審査を経た医療機器であるかどうかが 1 つの判断材料になるだろう.

事例 3 で例示した AI アプリのもう 1 つの問題は, プログラムがオンライン受診勧奨にあたる動作をしている可能性があることである. オンライン受診勧奨とは, 医師-患者間で遠隔診療を行い医療機関・適切な診療科への受診勧奨を行う行為である[18]. AI アプリが患者情報に基づき手術方針を提示することはこのオンライン受診勧奨にあたる可能性があるが, これは医行為の一部であって医師-患者間で行われる必要があり, 医師を介さない場合は医師法違反となる.

しかしこれらの法制度をもってしても, 事例 3 で例示したようないかがわしい AI プログラムの出現を完全に止めることはできないと考えられ

る．実臨床では患者の持ち込んだ情報の真偽を判断し，その根拠を患者に説明する場面も出て来るだろう．その際に円滑に対応できるよう，情報の真偽と適法性を判断するための基準を医療者間で共有しておく必要がある．

C．研究開発のための患者情報の収集と利活用のあり方

事例3のように顔貌から判断を下すAIプログラムを作成するためには，顔写真等の画像データと，それに対応する評価データが多量に必要になる．その収集に際しては，データセットをどのように取得し保護するか，収集したデータにバイアスがないか，といった点が問題になる．

形成外科領域では顔写真等，患者の露出部を撮影した画像を用いた評価が行われることが多く，写真の取り扱いとプライバシー保護の問題についてはこれまでも議論されてきたところである[19]．特に顔写真はそれのみで本人を特定することができる機微性の高い情報であり，研究開発に用いる際の同意取得および利用範囲の限定には最新の注意を払う必要がある．

もう1つの問題は，AIプログラムの判断に偏りが発生する可能性である．AIプログラムによる予測・判断は，学習データの量と質に依存しており，学習用データセットに何らかのバイアスがあれば，プログラムの判断も偏ったものになってしまう．美しさの価値基準は人類共通であるという見解もあるが[2]，人種や文化的背景，流行などによって多少なりとも差があると考えられる．したがってAIプログラムの学習したデータセットが目の前の患者が持つ背景に沿うかどうかは，AIの判断を適用する際によく考える必要がある．

また，美しさ・好ましさといった主観的判断については，いくら膨大なデータから分析したとしてもその客観性は完全ではなく，美しさ・好ましさを多数決で決めるようなものである．顔貌・容貌といった人々の個性についてプログラムを通じた多数決で判断し，その評価指標に沿うよう作り変えるという行為は，果たして生命倫理上妥当であると言えるのだろうか．そしてそれを生業とす

ることは，医師の職業倫理に反することはないのだろうか．また，医療技術開発には多少なりとも貴重な公共資源（研究費など）が注がれ，患者の個人情報が利用されているが，美容用AIの開発にはそれを正当化するだけの価値があるのだろうか．これらの問題は従来から美容医療全体に関わる倫理的問題（治療とエンハンスメントの境界問題）だが，医療AIの流入によってそれを改めて考える必要が生じると思われる．

4．その他の利用法と問題

A．医学教育への利用と標準的医療を提供する責任

AIの利用法として，修練医の手術手技を解析し教育・評価に用いることが考案されている．これにより手技と手術結果との因果関係が鮮明になり，医師の質についてより的確な評価を行うことができる[1]．

その一方で，収集したデータをどのように用い，どのタイミングで各医師にフィードバックするかについて考える必要がある．AIが学習を進める中で，収集したデータから特定の手技が手術結果を悪くする可能性があると判明した場合，その可能性をどのようにして検証するか．検証がどこまで進めばその知見を医療の標準とするのか．知見が標準化されたとして，どのようにそれを医療者の間に浸透させるのか．

こうした問題は現時点でも医学教育の課題である．我々はランダム化比較対照試験やメタアナリシスによって知見の検証を行い，ガイドラインを作成し，知見の標準化と周知を行っている．AIが手術手技を分析するようになった際，この知見創出のプロセスをどのように変化させるべきか，技術の進歩を見据えて考えていく必要がある．

B．技術によって先鋭化する古典的問題

ここまでに挙げてきた諸問題の中には，AI技術の流入以前から形成外科診療において存在する古典的課題も多数ある．共有意思決定に基づく医療方針決定，プライバシーに配慮した顔写真の取り扱い，エンハンスメントと治療の境界問題などがそれである．また，AIをゲノム解析に用いる場合

は，偶発的所見の通知などゲノム分野で従来から議論される問題も考慮する必要がある．形成外科医も広く医療と社会の関係性を認識し，その課題について意識を持つ必要がある．

医療 AI に関する諸問題に，学会として，形成外科医として，どう対応するか

以上に挙げた倫理的・法的・社会的課題に対して合理的に対応するために，学会レベルないしは一形成外科医のレベルでどのような姿勢が必要となるだろうか．

倫理的判断が合理的であるには，正確な事実認識と，判断の一貫性・公平性が前提となる[20]．医師個人の知識と判断がこの要件を満たせばよいが，前述のように医療 AI に関する認識および判断は医療者間あるいは医療者-患者間で揺れが生じる可能性が高い．

これに対して，学会が主体となって形成外科領域で用いられる AI についての科学的エビデンスと倫理的問題についての情報を収集し，医学的にも倫理的にも妥当な臨床判断のためのガイドラインを作成することは有用であろう．学会から信頼性の高い情報が発信され，各形成外科医がそれを熟知すれば，関係者が正確な事実認識を共有することにつながり，それに基づいた合理的な判断を可能にする．

こうしたガイドラインを作成する際には，推奨する判断の不偏性が重要となる．判断の科学的妥当性に加えて，医療 AI の利用が臨床現場に関与する人々のうち特定の誰かに不公平な負担を強いることがないよう調整する必要がある．これには関係者間の対話が必要であり，形成外科医のみならず，利用しようとする AI に関与する患者・医療関係者らの意見も踏まえて，関係者間の利害を調整する必要がある．

各形成外科医としては，こうして作成されたガイドライン等を参照し，AI の提示する情報を適切に解釈・判断し，それを患者と共有して，患者の価値観に沿った医療を提供できるよう努める必要があるだろう．

本稿の一部の内容については，第 62 回日本形成外科学会総会・学術集会(札幌)，および，第 31 回日本生命倫理学会年次大会(仙台)で報告した．

参考文献

1) Kanevsky, J., et al.：Big data and machine learning in plastic surgery：a new frontier in surgical innovation. Plast Reconstr Surg. **137**：890e-897e, 2016.
   Summary　形成外科領域における機械学習の用途についての総説.
2) Liu, S., et al.：Advances in computational facial attractiveness methods. Multimed Tools Appl. **75**：16633-16663, 2016.
3) Tatinati, S., et al.：Multistep prediction of physiological tremor based on machine learning for robotics assisted microsurgery. IEEE Trans Cybern. **45**：328-339, 2014.
4) Yamanoi, Y., et al.：EMG-based posture classification using a convolutional neural network for a myoelectric hand. Biomed Signal Process Control. **55**：101574, 2020.
5) Kassahun, Y., et al.：Surgical robotics beyond enhanced dexterity instrumentation：a survey of machine learning techniques and their role in intelligent and autonomous surgical actions. Int J Comput Assist Radiol Surg. **11**：553-568, 2016.
6) Berger, A. J., et al.：Development of an affordable system for personalized video-documented surgical skill analysis for surgical residency training. Ann Plastic Surg. **70**：442-446, 2013.
7) He, J., et al.：The practical implementation of artificial intelligence technologies in medicine. Nat Med. **25**：30-36, 2019.
   Summary　医療 AI の利活用における課題を列挙し，それらを踏まえたアメリカ FDA の医療 AI 開発規制についてまとめている.
8) Liyanage, H., et al.：Artificial Intelligence in Primary Health Care：Perceptions, Issues, and Challenges. Yearb Med Inform. **28**：41-46, 2019.
   Summary　プライマリ・ケアにおける AI 利活用を研究する専門家に対してデルファイ法を行った研究. 医療 AI は経営的・臨床的な意思決定プロセスの改善につながるが，その開発は倫理的かつ厳密なものでなくてはならない，という点で専門家らの意見は一致している.
9) Vayena, E., et al.：Machine learning in medi-

cine：addressing ethical challenges. PLoS Med. **15**：e1002689, 2018.

Summary　プライバシー，公平性，透明性といった，医療における機械学習利用の倫理的課題および規制上の課題を論じている．

10) Nuffield Council on Bioethics：Artificial intelligence(AI)in healthcare and research. https://www.nuffieldbioethics.org/assets/pdfs/Artificial-Intelligence-AI-in-healthcare-and-research.pdf, 2020.3.17

Summary　国際的に影響力を持つ英国 Nuffield 生命倫理評議会からの短報．医療・健康分野での AI 利用に際する倫理的・社会的課題を広く列挙している．

11) 日本医師会学術推進会議：第Ⅸ次学術推進会議報告書　人工知能(AI)と医療. 29-33. http://dl.med.or.jp/dl-med/teireikaiken/20180620_3.pdf, 2020.3.17.

Summary　AI の基礎的技術・医療応用例とともに，法的・倫理的医療 AI の課題を論じている．

12) 井上悠輔：総括研究報告書 医療における AI 関連技術の利活用に伴う倫理的・法的・社会的課題の研究. 平成 30 年度厚生労働科学研究補助金 政策科学総合研究事業(倫理的法的社会的課題研究事業)報告書：6-24, 2019. https://mhlw-grants.niph.go.jp/niph/search/NIDD00.do?resrchNum=201804002A#selectHokoku 2019, 2020.3.17

Summary　医療 AI の倫理的・法的・社会的課題についてのレビューと，法的責任・データの取り扱いに関する法的側面の論考．また，議論に供するための架空事例集が付されている．本稿の作成にあたってはこの事例集を参考にした．

13) Haenssle, H. A., et al.：Man against machine：diagnostic performance of a deep learning convolutional neural network for dermoscopic melanoma recognition in comparison to 58 dermatologists. Ann Oncol. **29**：1836-1842, 2018.

Summary　ダーモスコピー画像を用いた悪性黒色腫の診断精度を皮膚科医 58 名と AI プログラムの間で比較した研究．皮膚科医のうち 30 名は 5 年以上の経験を持った専門家であったが，集団全体としては AI プログラムの方が診断精度が高かった．

14) Schiff, D., Borenstein, J.：How should clinicians communicate with patients about the roles of artificially intelligent team members?. AMA J Ethics. **21**：138-145, 2019.

Summary　AI によるアシスト機能付き手術ロボットを用いた手術を嫌がる患者についての架空事例を取っ掛かりに，技術に対する患者の考え方，インフォームドコンセントの問題，問題発生時の責任の所在について論じている．

15) Emanuel, E. J., Emanuel, L. L.：Four models of the physician-patient relationship. JAMA. **267**：2221-2226, 1992.

Summary　パターーナリズムモデル，審議モデル，解釈モデル，情報提供モデルといった医師-患者関係の 4 つのモデルを示し，これらのうち，患者の価値観を聞き入れつつも医師が奨励する治療を患者に説明し納得を得るよう試みる審議モデルが理想であるとする．

16) 医政医発 1219 第 1 号 平成 30 年 12 月 19 日 厚生労働省医政局医事課長通知：人工知能(AI)を用いた診断，治療等の支援を行うプログラムの利用と医師法第 17 条の規定との関係について．https://www.pmda.go.jp/files/000227450.pdf, 2020.3.17.

Summary　人工知能(AI)を用いて診療を行う場合についても，診療を行う主体は医師であり，医師はその最終的な判断の責任を負うこととなる旨を通知している．

17) Price, W. N., et al.：Potential liability for physicians using artificial intelligence. JAMA. **322**：1765-1766, 2019.

Summary　医療 AI による予測の正誤と標準的医療との乖離の有無について場合分けし，それぞれの場合で生じる帰結と医師の法的責任について述べている．

18) 厚生労働省：オンライン診療の適切な実施に関する指針 平成 30 年 3 月(令和元年 7 月一部改訂)．https://www.mhlw.go.jp/content/000534254.pdf, 2020.3.17.

19) Thomas, V. A., et al.：Digital photograph security：what plastic surgeons need to know. Plast Reconstr Surg. **136**：1120-1126, 2015.

Summary　デジタル写真データの保管方法について列挙し，それぞれの利点と欠点について，データ盗難のリスクと米国 HIPAA 法への準拠を中心に論じている．

20) 児玉　聡：第 1 章 倫理学の基礎. 入門・医療倫理Ⅰ(改訂版). 赤林　朗編. 17-29, 勁草書房, 2017.

Summary　医療倫理の教科書として基礎理論から移植・遺伝・生殖医療などの各論まで網羅しながらも，よくまとまっている．医療倫理を学ぶにあたっては必読の書．

PEPARS No.166：57-67，2020

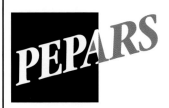

◆特集／形成外科で人工知能(AI)・バーチャルリアリティー(VR)を活用する！

Ⅱ．バーチャルリアリティー(VR)・拡張現実(AR)

VR(人工現実感)と AR(拡張現実)の概要とアプリ作成方法

板宮　朋基*

Key Words：バーチャルリアリティ(virtual reality)，拡張現実(augmented reality)，head mounted display；HMD，スマートグラス(smart glasses)，手術シミュレーション(surgical simulation)

Abstract バーチャルリアリティ(VR；人工現実感)やAR(拡張現実)の技術の発展は目覚ましく，臨床応用の事例も増えている．高性能な開発ソフトウェアの登場により，高度なプログラミングの知識がなくても，ユーザー自身がVR/ARを用いたコンテンツを比較的容易に制作できるようになった．本稿では，VR/ARの言葉の定義や歴史の概観と活用事例に加え，一般的に入手しやすいデバイスや無料で利用できるソフトウェアを活用し，DICOMデータから作成した症例の3DモデルをVR/ARコンテンツ化する方法を解説する．初期設定が完了すれば，CT/MRI画像から作成された3Dモデルファイル(STL)を用意することにより，5分程度でVR/ARコンテンツが作成可能である．そのため，スタッフ自らの手で日常的に作成可能である．手術シミュレーションやカンファレンス，インフォームド・コンセントや若手の教育に大変有用である．

バーチャルリアリティ(VR；人工現実感)やAR(拡張現実感)の技術の発展は近年著しく，Head Mounted Display(HMD)やスマートグラスの高性能化や低価格化も目覚ましい．これら2つの要因が相まって，VR/ARを活用した仕組みの社会実装が多くの分野において進展している．Unityや Unreal Engine などの高性能な開発ソフトウェアや Software Development Kit(SDK)の登場により，高度なプログラミングの知識がなくても，ユーザー自身がVR/ARを用いたコンテンツを比較的短時間で制作できるようになった．

本稿では，VR/ARコンテンツの制作に興味がある方を対象に，用語の定義や歴史の概観および活用事例と，2020年現在入手が容易なVR HMD

* Tomoki ITAMIYA，〒238-8580　横須賀市稲岡町82番地　神奈川歯科大学歯学部総合教育部，教授

Oculus Quest と AR スマートグラス Microsoft® HoloLens 2 を用いて CT/MRI 画像から作成した 3D モデルを表示・操作できるアプリの開発手法の概要を述べる．

バーチャルは「仮想」ではない

新聞ではVRは「仮想現実」と表記されているように，訳語として一般的に用いられている．しかし，この訳語についてVR研究者からは適切ではないという指摘がある[1][2]．バーチャルとはバーチュー(virtue)の形容詞である．それぞれの物には表層的な部分と本質的な部分があって，その本質的な部分がバーチューであり，その形容詞であるバーチャルは，「表層的ではそうではないが，本質的ではそうである」という意味である(参考文献1, p.2)．バーチャルの対義語はノミナル(nominal)で「名目上の」という意味であり，名目ではなく実質がバーチャルと言える．ノミナルの類義語

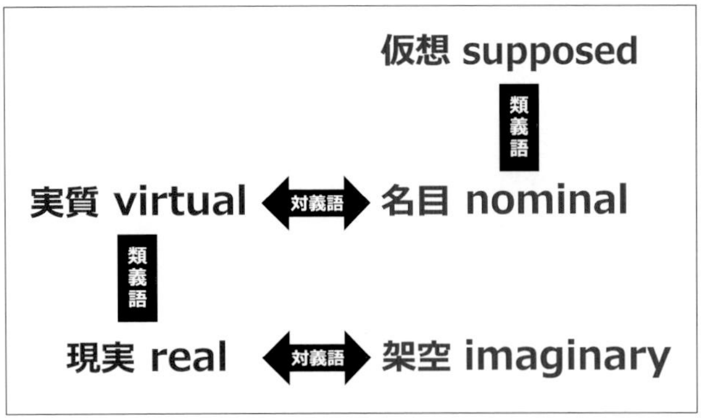

図 1.「virtual」用語の意味と関係性
（参考文献 1，p. 4 の図 1.1.1 を一部修正）

は仮想（supposed）であり，virtual を仮想と訳すのは不適切だとわかる．virtual の類義語は現実（real）であり，real の対義語は架空・虚（imaginary）である．このことからも，バーチャルとリアルを反対の意味に使うのも不適切と言える（図1）．

なぜ日本で VR＝仮想現実が定着してしまったかの経緯は，日本 IBM が 1972 年に当時の最新技術である virtual storage を「仮想記憶装置」という訳語で販売したことが大きかったとされてきたが，明治時代の初期に，当時の有力な日本人物理学者たちが西洋の物理学用語 virtual image に「虚像」，virtual dist. に「仮の変位」という訳語をあてて学術用語集に収録されていたことがわかり，これが影響した可能性もある[2]．バーチャルの適切な日本語訳に苦労したのは，バーチャルの概念が東洋にはない極めて欧米的な概念であるためとも言える[1]．実体のない仮想としてのバーチャルと，見た目は違うがほとんど実物としてのバーチャルはまったく異なる概念であり，誤解を生まないためには，バーチャルリアリティはそのままカタカナ表記で使用する方がよく，どうしても日本語訳したい場合は「人工現実感」がよい[1]．

VR と AR，複合現実，xR の定義

VR と AR に加えて，複合現実（mixed reality；MR）や xR（extended reality；エックスアールまたはクロスリアリティ）という名称が用いられるようになってきた．各名称の概要を以下に示す．

VR：利用者はすべてコンピュータが生成した環境（CG または 360° 映像）に置かれる．HMD を装着して没入体験する（周囲の現実空間は見えない）．

AR：現実空間に CG を重ねて表示する．

MR：トロント大学の Paul Milgram 教授が 1990 年代前半から提唱していたコンセプトで VR と AR を含めた意味であったが，Microsoft® は Windows Mixed Reality と称した製品群をリリースし，VR 体験しかできないデバイスも MR と定義している．手の動きで CG を操作できるなど，現実と人工空間が融合し相互に影響を与えて没入感を向上させるものが MR とされている．

xR：VR，AR，MR をすべて総称したもの．最近のデバイスの大幅な性能向上と，第 5 世代移動通信システム（5G）との連動など新たな価値が出てきたため，KDDI などの大手通信キャリアも xR を前面に出したプロジェクトを開始している[3]．

VR と AR の歴史の概観

バーチャルリアリティという言葉は 1989 年に米国 VPL 社が EyePhone，DataGlove，DataSuit などの商用デバイスを販売した際の宣伝文句が始まりと言われているが，概念自体は非常に古く，様々な分野でその起源を見ることができる[1]．南フランスのラスコー洞窟で発見された約 1 万 8000 年前の旧石器時代後期に描かれた壁画には，馬や羊，牛などの色彩画が壁一面に描かれている．しかし，洞窟内は暗闇なため火を灯さないと壁画を見ることはできず，祭祀用の儀式などが行われる空間だったと考えられており，壁画は人々を現実世界からバーチャル空間に導く役割を果たしていたと考えられる[1]．

コンピュータを利用したバーチャルリアリティ技術が登場したのは 1960 年代であり，1968 年に当時ハーバード大学に所属していた Ivan E. Sutherland 博士が Ultimate Display という概念を提唱し，最初の HMD を開発した（図2）[4]．この HMD は光学シースルー方式で，線画で描かれた

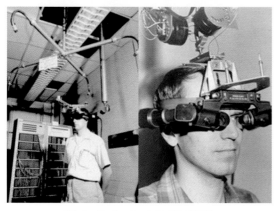

図 2. Sutherland の 3D HMD

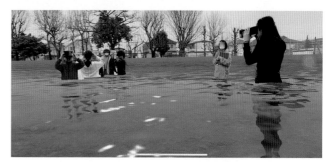

図 3. スマートフォンを用いた AR 浸水体験の例

単純な CG が現実の風景に重ねて表示されたため, AR のさきがけとも言える. 頭部には装着者の頭の動きを計測するために機械式の機構が取り付けられ天井と接続されており, 大掛かりな仕組みである. その特異な形状から「ダモクレスの剣」と呼ばれる.

　1980 年代になると, 現在使われている技術に直結する成果が現れるようになる. 米空軍や NASA において戦闘機や宇宙船内のコックピットの電子機器の表示や設計支援に用いられるようになった[5].

　Augmented reality（AR；拡張現実感）という言葉が生まれたのは 1992 年で, ボーイングの Caudell と Mizell の研究で示された[6]. 航空機製造工場で, ワイヤーの束の配線工程を透過型 HMD に表示することで作業者を支援する研究であった[7]. ノースカロライナ大学チャペルヒル校の State らは, 妊婦の体内の胎児を内科医に直接見せるという医療用 AR アプリケーションを提案した[8]. 1997 年から 2001 年にかけて, 当時の通商産業省とキヤノン株式会社が共同で Mixed Reality System Laboratory を立ち上げ, 当時は MR 研究の最大の工業的研究設備であった[9]. 最大の成果として, 初の光軸一致映像透過型立体視 HMD である COASTER が挙げられる. キヤノンはその後 MREAL として製品化し, 自動車業界や建築・建設業界で活用されている.

　2012 年に Palmer Luckey が中心になって Oculus VR が設立された. 1 台数百ドルと従来の VR HMD と比較して大幅に低価格であり, PC と接続することによりユーザーが手軽に VR を楽しむことが可能になったため, 大手企業の研究所や大学以外のユーザーの間にも VR が普及し始めた. 2014 年には SNS 大手の Facebook が 20 億ドルで Oculus VR を買収し, 製品版の品質向上とユーザー数の増加につながった. 2016 年にはソニーが PlayStation® 4 専用バーチャルリアリティシステム PlayStation® VR の発売を開始し, VR という言葉の一般的な認知度が急速に高まった.

　スマートフォンの急速な高性能化に伴い, PC を必要とせずスマートフォンのみで VR/AR アプリが稼働できるようになり, 紙製ゴーグルと組み合わせることにより安価に没入体験が可能になった. スマートフォンに搭載されている一般的なカメラによる画像認識で空間の奥行きや人物などの形状を把握し, 実空間の物体の後ろに配置した CG は表示されないオクルージョン表現をリアルタイムに行うことも可能になり, 現実とバーチャルとの見分けがつかないほどのリアルな表現が, 一般に普及しているスマートフォンのみで可能になってきた.

VR と AR の活用例

　VR/AR は様々な分野で活用されている[10]. 航空宇宙・軍事関連, 自動車産業など製造業および建築・土木分野における設計支援, 安全教育など幅広い. 図 3 に示すように学校における避難訓練に活用し高い教育効果を示している例もある[11].

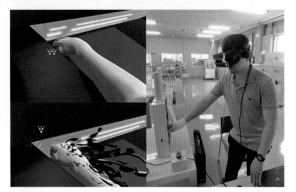

図 4. VR と触覚を組み合わせた労災体験システム

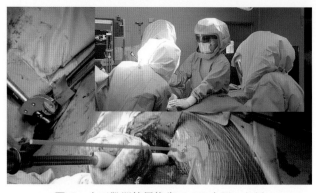

図 5. 人工股関節置換術で AR を用いた例

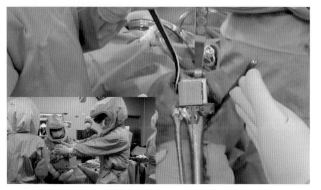

図 6. 人工膝関節置換術で AR を用いた例

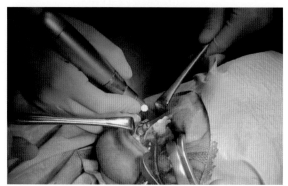

図 7. 歯科口腔外科で AR を用いた例

VR 体験者の反応を調査し，脳に対してどのような影響を与え得るかの研究も数多い[12]．また，HMD で視野を覆うことに加えて，機器により物理的に手が挟まれるなどの触覚を組み合わせることにより，臨場感と教育効果を向上させる取り組みもある（図 4）[13]．

医療分野における活用例も増加している．形成外科や整形外科など骨を扱う科では CT から 3D データを作成しやすく，従来から術前シミュレーションが盛んなため，臨床応用に取り組む事例が多い（図 5，6）[14)15]．

2018 年に来田らは Microsoft® HoloLens（初代）を活用し，人工股関節置換術（THA）と人工膝関節置換術（TKA）の術前にシミュレーションしたリーマー埋入方向や骨切り面およびインプラント設置位置などの CG を，実際の手術において術野に重ねて表示する臨床試験を行った[15]．CG と患者の骨との位置合わせは，QR コードを各面に貼り付けた立方体のマーカーを患者の骨に固定配置

し，HoloLens のカメラがそのマーカーを認識することにより実現した．位置合わせの精度は 1 mm 以内であり，リーマー埋入方向や骨切り面およびインプラント設置位置の把握と確認には実用的であった．手術室の無影灯を最大照度で点灯すると，HoloLens のカメラ性能との関係でマーカーの認識精度が低下する問題点が明らかになった．北島らは歯科口腔外科領域において Microsoft® HoloLens（初代）を活用した手術支援を行った（図7）[16]．顎骨嚢胞摘出術，埋伏歯抜歯術，腐骨除去術などにおいて，嚢胞，埋伏歯，下顎管を術野に位置合わせをして表示した．マーカーとして，QR コード貼付の立方体を患者の口腔内のマウスピース長さ 4 cm の棒によって接続し，術野に支障が出ないようにした．外川らも HoloLens を活用し，情報共有や手術支援に活用している．遠隔地と接続し空間共有も行える仕組を構築した[17]．

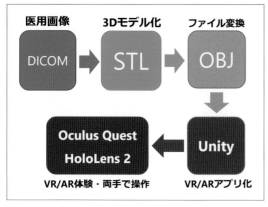

図 8. VR/AR 医用アプリ作成の流れ

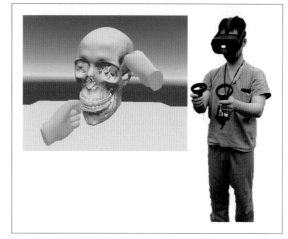

図 9. VR 医用モデルビューワー体験の様子

VR/AR 医用モデルビューワーアプリの作成

　本章では，現段階で一般的に入手しやすいデバイスや無料で利用できるソフトウェアを活用し，DICOM データから作成した症例の 3D モデルを VR/AR コンテンツ化する方法を解説する．初期設定が完了すれば，CT/MRI 画像から作成された 3D モデルファイル（STL）を用意することにより，5 分程度で VR/AR コンテンツが作成可能である．そのため，医師や教員自らが 3D 教材を日常的に作成可能である．手術シミュレーションやカンファレンス，インフォームド・コンセントや解剖学教育に大変効果的である．
手順は以下の通りである（図 8）．

① CT/MRI 機器より出力された DICOM データを用意する．

② Mimics や InVesalius，3D Slicer，OsiriX などの医用 3D モデル作成ソフトウェアを用いて，DICOM データを 3D モデルに再構成する．各ソフトウェアの機能を用いて関心領域（ROI）を抽出後，標準的な 3D モデルフォーマットである STL ファイルに出力する．

③ Blender や Meshmixier などのコンピュータ・グラフィックス（CG）ソフトウェアを用いて，STL ファイルを OBJ ファイルに変換する．これは，後工程で利用するアプリ開発用ソフトウェア Unity が STL ファイルを直接取り込めないためである．

④ Unity に OBJ ファイルを取り込み，SDK を活用してコントローラーによる操作やハンドジェスチャによる操作を可能にするアプリを作成する．

⑤ VR HMD（Oculus Quest）または AR スマートグラス（Microsoft® HoloLens 2）にアプリを USB ケーブル等で転送し動作を確認する．

1．VR 医用モデルビューワーアプリの作成手法

　2020 年 7 月現在で入手が容易な VR HMD Oculus Quest を用いて CT/MRI 画像から作成した 3D モデルを表示・操作できるアプリの開発手法の概要を述べる．プログラムソースコードを書く必要は一切ない．Oculus Quest は Oculus 社のウェブサイト[18]等で約 5 万円で入手できる．スタンドアロン型なため，PC に接続する必要はなく単独で動作可能である．図 9 に示すように，両手にコントローラーを持つことにより，バーチャル空間内に配置した 3D モデルをつかんで自由な角度から見ることができ，両手の間隔を広げる・狭めることにより拡大・縮小ができる．6DoF（6 Degrees of Freedom：6 自由度）仕様であり，回転に加えて移動も感知する．体験者がバーチャル空間内を自由に歩き回ることもできる．一度本稿で解説するアプリの作成と動作に成功すれば，3D モデルを差し替えることは容易である．最短で約 5 分で新たな 3D モデルを取り込んだアプリを作成可能である．

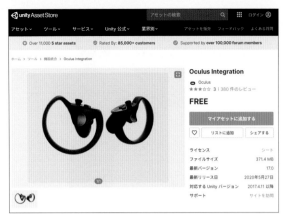

図 10. Asset Store の Oculus Integration

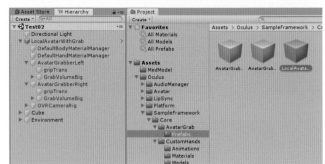

図 11. LocalAvatarWithGrab をシーン内に配置

A. 開発環境の構築

開発用 PC として Windows PC または Mac を用意し，以下の開発環境構築を行う．ダウンロード時間含めておよそ 30 分〜1 時間程度である．Unity の基本操作方法は市販の解説書等を参考にされたい．

① Unity を Unity 社のウェブサイト[19]からダウンロードし，インストールする．バージョンが多数あるが，本稿では Unity 2018.4.16f1 を利用する．利用は無料で可能であるが，メールアドレスを登録しユーザーアカウントを作成する必要がある．

② JDK および Android SDK のインストールと設定を行う．Android アプリの開発環境構築と同じ方法であり，インターネット上に情報が多数あるので，参考にされたい．

③ Oculus Quest を開発者モードにする．Oculus Quest セットアップ時にはスマートフォンアプリを用いるが，そのアプリで開発者モードに設定しておく．

B. SDK の利用

① Unity で新規プロジェクトを作成し，公式 SDK である Oculus Integration[20]の最新版を Asset Store 経由でプロジェクトにインポートする（図 10）．

② 新規プロジェクト内のシーンの名前を任意に設定し保存する．図 11 では「Test02」と命名している．LocalAvatarWithGrab をシーン内に配置する．Unity のプロジェクトウィンドウ内の Assets→Ouclus→SampleFramework →Core→AvatarGrab→Prefabs 内にある「LocalAvatarWithGrab」をヒエラルキーウィンドウにドラッグ＆ドロップする（図 11）．

C. バーチャル空間内に手を表示させる

Oculus Integration をインポートしただけではバーチャル空間内に手は表示されないため，以下の設定を行う．

① シーンに配置した LocalAvatarWithGrab をクリックし，Inspector→Ovr Avatar→Shaders の設定を調整する．Controller Shader の行の右側の◎をクリックし，Shader を設定する画面で AvatarPBRV2Simple を選択する（図 12）．

② バーチャル空間内に手を表示させるには Oculus のアプリの ID と Create android manifest が必要である．Oculus ウェブサイトのダッシュボード[21]にアクセスし，「新しいアプリを作成」から任意のアプリ名を登録して，発行する．登録には Oculus ID が必要であるが，Oculus Quest の初期設定の際に作成した ID と同じで構わない．図 13 では QuestMed01 という名前で登録した例である．

次に，画面左側の「管理」→登録ユーザー名→アプリ→「API について」をクリックし，右側に現れる「プラットフォームの SDK の初期化に使用」の下に表示される数字をコピーする（図 14）．

③ Unity に戻り，画面上部のメニューバーの Oculus→Avatars→Edit Settings→をクリック

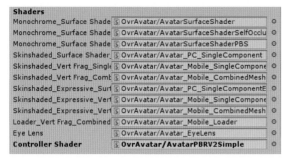

Shaders

Monochrome_Surface Shade	⑤ OvrAvatar/AvatarSurfaceShader	⊙
Monochrome_Surface Shade	⑤ OvrAvatar/AvatarSurfaceShaderSelfOcclu	⊙
Monochrome_Surface Shade	⑤ OvrAvatar/AvatarSurfaceShaderPBS	⊙
Skinshaded_Surface Shader	⑤ OvrAvatar/Avatar_PC_SingleComponent	⊙
Skinshaded_Vert Frag_Single	⑤ OvrAvatar/Avatar_Mobile_SingleCompone	⊙
Skinshaded_Vert Frag_Comb	⑤ OvrAvatar/Avatar_Mobile_CombinedMesh	⊙
Skinshaded_Expressive_Sur	⑤ OvrAvatar/Avatar_PC_SingleComponentE	⊙
Skinshaded_Expressive_Vert	⑤ OvrAvatar/Avatar_Mobile_SingleCompone	⊙
Skinshaded_Expressive_Vert	⑤ OvrAvatar/Avatar_Mobile_CombinedMesh	⊙
Loader_Vert Frag_Combined	⑤ OvrAvatar/Avatar_Mobile_Loader	⊙
Eye Lens	⑤ OvrAvatar/Avatar_EyeLens	⊙
Controller Shader	**⑤ OvrAvatar/AvatarPBRV2Simple**	⊙

図 12.
Controller Shader の設定

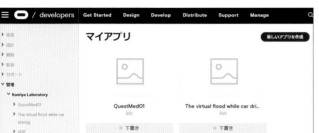

図 13. Oculus ウェブサイトでのアプリの登録

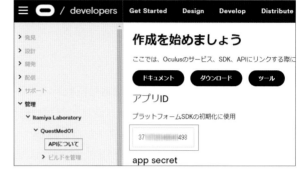

図 14. Oculus ウェブサイトでのアプリ ID の確認

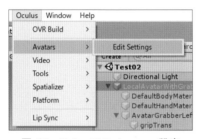

図 15. Unity での Avatars 設定

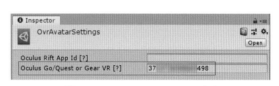

図 16. OvrAvatarSetting 画面

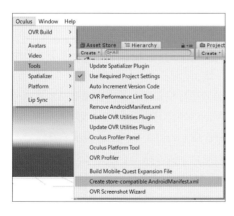

図 17.
Create android manifest の設定

すると「OvrAvatarSettings」が表示される(図15).図 16 の画面の Oculus Go/Quest or Gear VR の右側の欄に,図 14 でコピーした数字をペーストする.

④ 次に,Unity 画面上のメニューバーの Oculus →Tools→Create_store-compatible Android-Manifest. xml をクリックする(図 17).

以上の設定により,Oculus Quest のハンドコントローラーの動きに連動してバーチャル空間内に手の CG モデルが表示されるようになる.

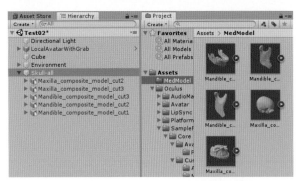

図 18. ヒエラルキーに OBJ ファイルを配置

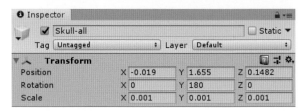

図 19. 3D モデルの Scale 設定

D．3D モデルを Unity に取り込む

次に，STL から OBJ 形式に変換した 3D モデルファイルを Unity プロジェクトに取り込む．

① Asset 内に任意の名称のフォルダ（例えば Med-Model）を作成し，そこに OBJ ファイルをドラッグ＆ドロップする．

② Unity プロジェクトのヒエラルキーに Crea-te→3D Object→Cube を作成する（ひとつ目）．もうひとつ別の Cube を作成し，任意の名称に変更する（本稿では Skull-all に変更）．そこに OBJ ファイルをドラッグ＆ドロップする（図 18）．

③ このままでは Unity プロジェクトのシーン内に配置された 3D モデル（OBJ）の大きさが巨大なため，見かけ上のサイズを縮小する．OBJ ファイルを配置したふたつ目の Cube（本稿では Skull-all に変更）の Inspector において，Scale を X，Y，Z ともに 0.001 に変更する．Position は Game ウィンドウに 3D モデルが表示される位置に変更する（図19の数値はあくまで 1 例）．

E．コントローラーで 3D モデルを拡大・縮小する方法

Oculus Integration には標準では拡大・縮小機能はないため，VrGrabber[22]を用いる．

① VrGrabber をダウンロードし，Unity プロジェクトにインポートする．Assets→VrGrabber→Prefabs にある Vrg Left Grabber と Vrg Right Grabber をヒエラルキーの LocalAvatarWithGrab→OVRCameraRig→TrackingSpace にド

ラッグ＆ドロップする（図 20）．

② ヒエラルキーに作成したひとつ目の Cube の Inspector に，OVR Grabbable と Vrg Grab-bable のふたつのスクリプトを貼り付ける（図 21）．

③ ヒエラルキーに配置してあるひとつ目の Cube に，OBJ モデルを配置したふたつ目の Cube（本稿では Skull-all に名称変更）をドラッグ＆ドロップして配置する（図 22）．

以上の設定の完了後にビルドを行い，Oculus Quest 上でアプリを動作させると，図 9 のようにハンドコントローラーを用いて 3D モデルを自由に操作し閲覧することができる．ビルドの設定方法の詳細は Oculus と Unity の各サイトの情報を参照されたい．

2．AR 医用モデルビューワーアプリの作成手法

2020 年 7 月現在で入手が容易な AR スマートグラス Microsoft® HoloLens 2 を用いて CT/MRI 画像から作成した 3D モデルを表示・操作できるアプリの開発手法の概要を述べる．プログラムソースコードを書く必要は一切ない．HoloLens 2 は Microsoft® のウェブサイト[23]等で約 42 万円で入手できる．スタンドアロン型なため，PC に接続する必要はなく単独で動作可能である．実空間内に配置した 3D モデルをつかんで自由な角度から見ることができ，両手の間隔を広げる・狭めることにより拡大・縮小ができる．一度本稿で解説するアプリの作成と動作に成功すれば，3D モデルを差し替えることは容易であり，新たな 3D モデルを

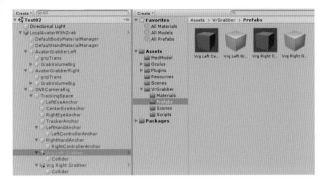

図 20. VrGrabber の配置

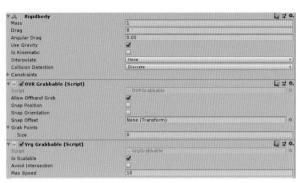

図 21. Cube に貼り付けたふたつのスクリプト

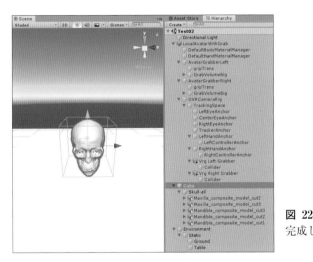

図 22.
完成した状態のヒエラルキーの例

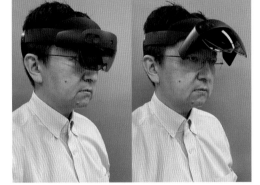

図 23. HoloLens 2 を装着している様子

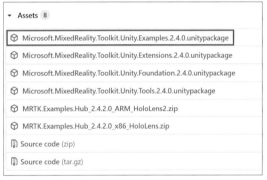

図 24. MRTK 最新版のダウンロードページ

取り込んだアプリを最短で約 5 分で作成可能である（図 23）.

A. 開発環境の構築

開発用 PC として Windows PC を用意し, Holo-Lens 2 の開発環境構築を行う. 具体的な構築方法は Microsoft® のウェブサイト[23]を参照されたい. ダウンロード時間含めておよそ 30 分〜1 時間程度である. 本稿では Unity は 2019.2.21f1 を用いて解

説するが, 2019.4.2f1 でも動作する.

B. MRTK2.4.0 のインポート

HoloLens 2 の公式 SDK である Mixed Reality Toolkit for Unity の最新版をウェブサイト[24]よりダウンロードし, 新規作成した Unity プロジェクトにインポートする. 本稿では Ver. 2.4.0 を用いる（図 24）.

MRTK には標準で 3D モデルの移動・拡大・縮

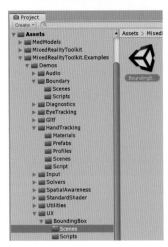

図 25. BoundingBoxExamples シーンを開く

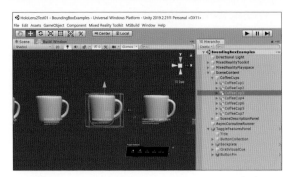

図 26. BoundingBoxExamples シーンの表示

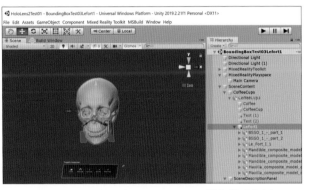

図 27. 3D モデルをヒエラルキーに貼り付けた例

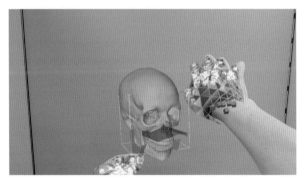

図 28. HoloLens 2 におけるアプリの動作例

小機能が含まれているため，アプリ作成の手順は
Oculus Quest より少ない．

C．MRTK 2.4.0 のサンプルを開く

① MRTK 最新版をインポートしたら，Assets→
MixedRealityToolkit. Examples→Demos→
UX→BoundingBox→Scenes から Bounding-
BoxExamples シーンを開く（図 25）．

② BoundingBoxExamples シーンではコーヒー
カップが 7 つ表示されるが，CoffeCup3 を残し
て他は削除する（図 26）．

D．3D モデルを貼り付ける

OBJ ファイルを Unity プロジェクトに取り込
み，ヒエラルキーにドラッグ＆ドロップする方法
は本稿の 1．D「3D モデルを Unity に取り込む」の
①②（p. 64）とほぼ同様であるが，新規作成する
Cube はひとつでよい．本稿では Cube の名称を
「LeFort1」に変更している．1．D「3D モデルを

Unity に取り込む」の ③（p. 64）と同様に Scale を
0.001 に設定する（図 27）．

図 27 に示すように，OBJ ファイルを貼り付け
た Cube（本稿では LeFort1 に変更）を CoffeCup3
にドラッグ＆ドロップし，CoffeCup3 の配下にな
るようにする．同じく配下にある CoffeCup は非
表示に設定する．

E．ビルドと HoloLens 2 における動作

ビルドと HoloLens 2 へのアプリの転送を行う．
設定の詳細は Microsoft® のサイトを参照されたい．

アプリが起動すると，目の前に 3D モデルが表
示され，自身の手先の動きを認識してモデルの回
転・移動・拡大・縮小が可能である．HoloLens 2
のジェスチャ認識は HoloLens（初代）と比較して
精度が向上したため，初めて体験するユーザーも
特に問題なく操作できる（図 28）．

まとめ

VR/AR 医用モデルビューワーアプリの作成は，開発環境の構築を含めて 2 時間程度を要するが，一度ひな形になるアプリができれば，新たな STL ファイルから VR/AR アプリを制作するのは 5 分程度で可能になる．プログラムソースコードを書く必要は一切なく，PC を日常的に利用している方ならハードルは高くないので，ぜひ挑戦して頂きたい．

参考文献（下記 URL は 2020 年 7 月 10 日現在）

1) 舘　暲ほか：バーチャルリアリティ学．コロナ社，2010.
2) 谷　卓生：VR＝バーチャルリアリティーは，"仮想"現実か．放送研究と調査．**70**(1)：46-58, 2020.
3) 西村広光：xR とは？　KDDI が取り組む xR と将来性，見えてきた課題　https://iot.kddi.com/column/xr_about/
4) Sutherland, I. E., et al.：The Ultimate Display. Proceedings of IFIPS Congress. **2**：506-508, 1965.
5) The Virtual Interface Environment Workstation (VIEW), 1990.
https://www.nasa.gov/ames/spinoff/new_continent_of_ideas/
6) Schmalstieg, D., Hollerer, T.：AR の教科書．マイナビ出版，2018.
7) Caudell, T., et al.：Augmented reality：An application of heads-up display techology to manual manufatruring procecsses. Proceedings of the Twenty-Fifth Hawaii International Conference on System Sciences：659-669, 1992.
8) State, A., et al.：Observing a volume rendered fetus within a pregnant patient. Proceedings of IEEE Visualization：364-368, 1994.
9) Tamura, H.：What happens at the border between real and virtual worlds：The MR project and other research activities in Japan. Proceedings of the IEEE and ACM International Symposium on Augmented Reality(ISMAR). xii-xv, 2000.
10) 技術情報協会（編）：VR/AR 技術の開発動向と最新応用事例．技術情報協会，2018.
11) 板宮朋基，吉村達之：複合現実による災害想定没入体験アプリ Disaster Scope の開発と避難訓練における活用．災害情報．**16**(2)：191-198, 2018.
12) Bailenson, J.：VR は脳をどう変えるか？　仮想現実の心理学．文藝春秋，2018.
13) 鈴木謙太郎ほか：触覚と視覚を連動させたローラー巻き込み事故疑似体験装置の開発．第 22 回日本バーチャルリアリティ学会大会．2017.
14) Mitsuno, D., et al.：Intraoperative Evaluation of Body Surface Improvement by an Augmented Reality System That a Clinician Can Modify. Plast Reconstr Surg Glob Open. **5**(8)：1-8, 2017.
15) 来田大平，板宮朋基：AR を用いた TKA 支援デバイス．Bone Joint Nerve. **9**(2)：263-268, 2019.
16) 北島大朗：Microsoft HoloLens を用いた AR 技術の歯科口腔外科領域への応用．第 28 回日本シミュレーション外科学会．2018.
17) 外川聖仁，杉本真樹：Extended Reality(XR：VR/AR/MR)による医療情報・体験の遠隔空間共有とテレプレゼンス．ITvision．**42**：44-45, 2020.
18) Oculus：https://www.oculus.com/
19) Unity：https://unity.com/ja
20) Oculus Integration
https://assetstore.unity.com/packages/tools/integration/oculus-integration-82022
21) Oculus ダッシュボード
https://dashboard.oculus.com/
22) VrGrabber：https://github.com/hecomi/VrGrabber
23) Microsoft HoloLens 2
https://www.microsoft.com/ja-jp/hololens/buy
24) Microsoft Mixed Reality Toolkit v2.4.0
https://github.com/Microsoft/MixedRealityToolkit-Unity/releases

PEPARS No.166：68-75, 2020

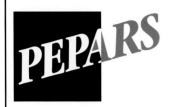

◆特集／形成外科で人工知能(AI)・バーチャルリアリティー(VR)を活用する！

Ⅱ．バーチャルリアリティー(VR)・拡張現実(AR)

外科医のための VR 入門
—CT データを PC とスマートフォンで VR 表示させてみる—

秋元　正宇*

Key Words：virtual reality；VR, VR ゴーグル(VR goggles), DICOM, スマートフォン(smartphone), シミュレーション(simulation)

Abstract　　CT データからスマートフォン上に VR 画像を表示させる実験をしてみる．特殊な機材は用いていない．CT データ, PC, スマートフォン, VR ゴーグルを用意していただきたい．初心者にもわかりやすいように，細かい操作手順まで記述した．身近な機材で，それほど複雑でもない操作で VR を実体験し，その可能性を実感していただければ幸いである．

はじめに

　可視化の技術として VR・AR は医療の分野にも広く応用されつつある．特殊な機材を要する技術のように思われるかもしれないが，基本的な VR の機能は身近な民生機材を用いて実現されている．VR・AR の身近な応用はゲームであり，たとえばスマートフォンも高性能な機材として利用できる．本稿では読者の手許にもあるような一般的な機材を用いて，実際に CT 画像からスマートフォンに 3 次元立体のスカルモデルを VR 画像として表示する実験を行う．読者も実際に VR の世界を体験してみていただきたい．

機　材

　パソコン：いわゆるゲーミング PC と呼ばれるより高性能なパソコンを用いると快適に実験を進めることができるが，最近 5 年程度に発売された一般的な事務用のパソコンでも今回の実験には十分である．Windows でも Macintosh でも同様の処理が可能である．

　スマートフォン：Andorid または iPhone いずれも利用可能である．

　VR ゴーグル：スマートフォンを装着しレンズによって立体視を可能にする装置である．様々なものが市販されている．ダンボールを用いた紙製のものもある(図 1)．ネットショップなどで容易かつ安価に入手可能である．

処理の流れとソフトウェア

　大まかな流れは，DICOM データ読み込みと .STL 形式へデータ変換→データ編集→VR/AR 表示プログラムへの転送と表示である(図 2)．3 段階のデータ加工となる．最初の 2 段階は 3D プリントのためのデータ書加工過程[1]とほぼ同じである．

　まず，元となる CT データを入手する．これは放射線部門に CD-R などに元データの書き出しを依頼することで得られるであろう．データの形式は DICOM[2]と呼ばれる医療画像の標準規格である．

＊　Masataka AKIMOTO, 〒270-1694　印西市鎌苅 1715　日本医科大学千葉北総病院形成外科,教授

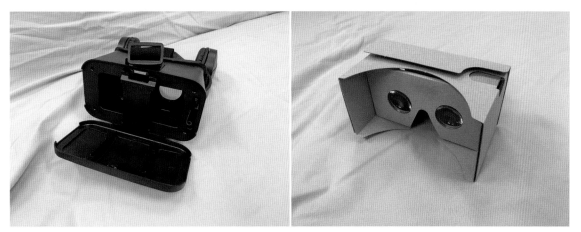

図 1. VR ゴーグル
いずれもスマートフォンを挟み込むタイプ．ダンボール製のものもある．

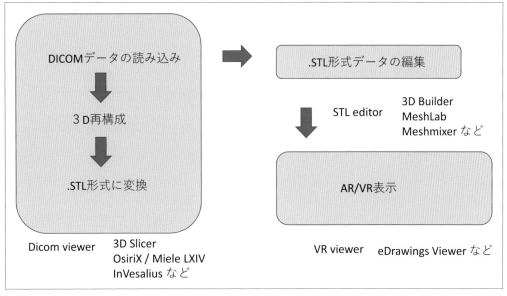

図 2. データ処理の流れ

次に，CT データを PC で読み込み，様々な加工を行う．この操作は DICOM Viewer と呼ばれるソフトを用いる．表示のみであれば様々なソフトウェアが利用可能である．次の工程のためのある程度の加工と，.STL データの書き出しが可能なソフトウェアとして，3D Slicer[3]，InVesalius[4]，Miele LXIV[5]などがフリーソフトウェアとして入手可能である．

また商用ソフトとして OsiriX[6] Mimics[7]（Materialise 社），SYNAPSE VINCENT[8]（富士フィルム）などが知られている．これらのソフトウェアは DICOM データを読み込み，表示させ，ある程度余分な部分をカットするなどの編集機能があり，さらに 3D データとして形式を変換して書き出すことができる．書き出すデータ形式は .STL 形式，.OBJ 形式などがある．本稿では汎用性の高い .STL 形式を選択する．

次に .STL 形式のデータを読み込み，表面の形を整えるなどの編集作業を行う．これに用いるソフトウェアは 3D Builder[9]（Microsoft 社），Mesh-Lab[10]，Meshmixer[11]（Autodesk 社）がフリーソフトとして知られている．また，STL の加工を行うことで，任意の断面で切断したり，欠損している部分を補填したり，あるいは欠損している部分を補

填する部品を作成するなど，単に観察するだけではないシミュレーションに近い加工が可能である．

得られた .STL ファイルを VR ゴーグルで立体視するためには，さらにデータの形式を変換し，そのデータをスマートフォンに転送する必要がある．VR 表示をさせるための方法としては，Unity などの 3D ゲーム作成用のソフトに読み込んでスマートフォンの実行形式に変換する方式が一般的[12]である．習熟すれば様々な加工ができ応用範囲の広い方法であるが，入門用としては一般の臨床家にはいささか敷居が高いかもしれない．

eDrawings Viewer[13]（SOLIDWORKS 社）は PC 用とスマートフォン用があり，データを準備すれば，単体で VR・AR の表示が可能なプログラムである．PC 版は無料である．スマートフォン版は有料であるが，数百円という値段で入手できる．PC 版は .STL ファイルを読み込むことができ，これをスマートフォン版のデータに変換することができる．スマートフォン版はデータを読み込み VR グラス用に画像を表示させることができる．また AR 表示を行うこともできる．これらを組み合わせて容易に自ら加工したデータで VR・AR の体験をすることができる．

実際の処理を step by step で

今回は，頭蓋骨の CT データをスマートフォンで VR 表示する．何はともあれ，外科医はまず自分の手を動かして実際に体験してみて頂きたい．いくつかの操作から 3D 画像が眼前の VR ゴーグルに表示された時，それから何ができるのか，何をしたいのかを考えれば，自ずとその先にするべきことが見えてくる．たとえば工学系の研究者と連携するにしても，単にアイディアを出すだけではない実のあるコミュニケーションができるであろう．

今回は Mac でも WindowsPC でも，ほぼ同様の操作で体験ができる 3D Slicer と eDrawings Viewer（PC 版とスマートフォン版）用いる．

機材として PC，スマートフォン以外に用意するものは DICOM データの書き込まれた CD-R,

VR ゴーグルである．

ソフトウェアの準備

3D Slicer は https://www.slicer.org よりダウンロードできる．原稿作成時点では安定版は v4.10.2 である．Windows 版，Mac 版，Linux 版が無料で利用できる．

eDrawings Viewer は SOLIDWORKS 社のホームページより Windows 版，Mac 版が無料でダウンロードできる．また VR ヘッドセットに装着する iPhone または Android 用のモバイル版を eDrawings Viewer を AppStore または GooglePlay からダウンロードする．こちらは数百円で入手できる．

またデータとして，顔面骨骨折などの CT データを CD-R などで用意する．

3D Slicer の操作

3D Slicer を立ち上げ，[Load Data]のボタンを押す．[Choose Directory to Add]のボタンを押し DICOM データの入っているディレクトリ（フォルダ）を選択する（図3）．この操作により 3D Slicer に DICOM データが読み込まれ，画面に CT データが表示される．

メニューから[Segment Editor]を選択する（図4）．Segment Editor が立ち上がったら，対象とする部分を設定するために Segment を作成する．[+Add]のボタンを押すと Segment_1 が生成される（図5）．次に Segment に骨条件を設定する．[Threshold]のボタンを押す．ボタンが見つかりにくい場合は右側にあるスクロールバーを適宜上下させると見つかる．[Threshold Range]の下限の部分に"400"と入力する．これは骨条件の部分のみを抽出する値である．値によって CT の画像の抽出される部分が緑色に変化する．ここで[Apply]のボタンを押す（図6）．値は下のスライドバーでも自由に設定できる．たとえばこれによって「皮膚のみ」など任意の部分を抽出することもできる．

ここで，パネルの上の方にある[Show 3D]の

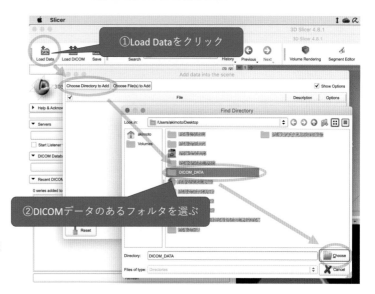

図 3.
3D Slicer の操作
その 1：DICOM データの読
み込み

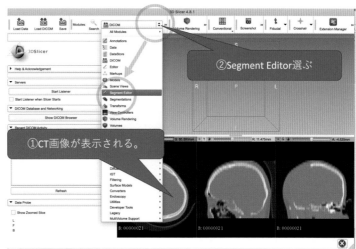

図 4.
3D Slicer の操作
その 2：DICOM 画像の表示
と Segmentation Editor の
起動

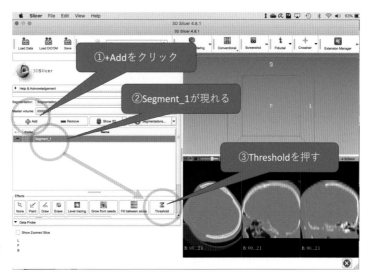

図 5.
3D Slicer の操作
その 3：Segment の追加

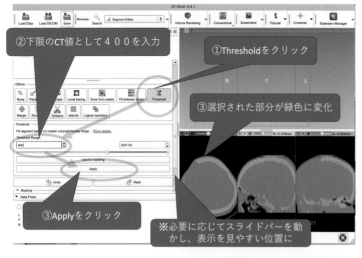

図 6.
3D Slicer の操作
その 4：骨条件の CT 値設定による
骨部分の抽出

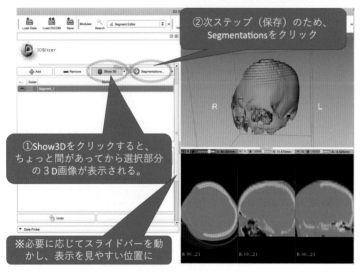

図 7.
3D Slicer の操作
その 5：抽出した骨部分の 3D 表示

ボタンを押すと，数秒から数十秒の間があってか
ら 3D 画像が表示される（図 7）．次にこの 3D モデ
ルを外部プログラムで利用できるように .STL 形
式で書き出す．［Segmentations］のボタンを押
すと，パネル下方に［Export/Import models
and labelmaps］の項目が現れる．この部分の
［Export］と［Models］にチェックを入れ，［Ex-
port］のボタンを押す．これで，作成した 3D モデ
ルの書き出し準備が完了した（図 8）．次にツール
バー上方の［Save］のボタンを押すと各種ファイ
ルの保存のダイアログが現れる．今回は .STL
ファイルのみ書き出したいので，［File Name］の
隣のチェックボックスを外す．すると，一覧のす
べてのチェックが外れるので，改めてリスト最下
端の "Segement_1.vtk" の脇にチェックを入れる．
ここで File Format の上下三角をクリックして

.stl のファイル形式を選ぶ．合わせて Directory の
コラムをクリックしてファイルの出力先を指定す
る．今回は Desktop を指定した．ここで［Save］
のボタンを押すと 3D データがデスクトップに書
き出される（図 9）．

eDrawings Viewer（PC 上）の操作

次に eDrawings Viewer を PC 上で立ち上げる．
File メニューから［Open］を選択し，先程書き出
した Segment_1.stl を読み込む．画面に 3D 画像が
表示されるはずである（図 10）．さらに File メ
ニューから［Save As...］を選択し，ファイル形式
を eDrawings 形式に変換し保存する．例では Seg-
ment_1.eprt というファイルが保存される（図
11）．これをクラウドドライブ等でスマートフォ
ンに転送する．

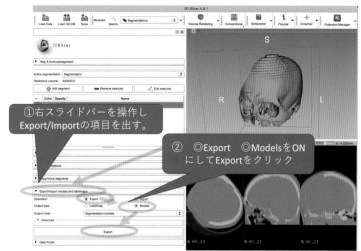

図 8.
3D Slicer の操作
その 6：作成した骨モデル保存
の準備

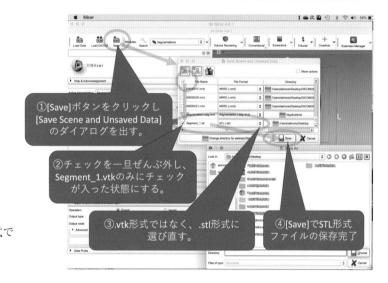

図 9.
3D Slicer の操作
その 7：骨モデルの .STL 形式で
の保存

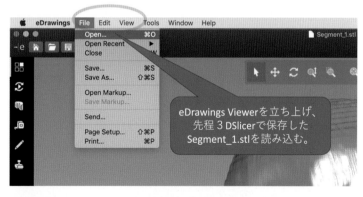

図 10.
eDrawings Viewer（PC 版）の操作
その 1：.STL ファイルの読み込み

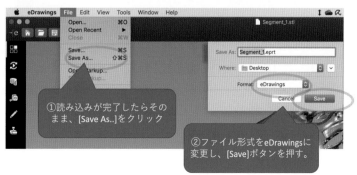

図 11.
eDrawings Viewer（PC 版）の操作
その 2：eDrawings 形式での保存

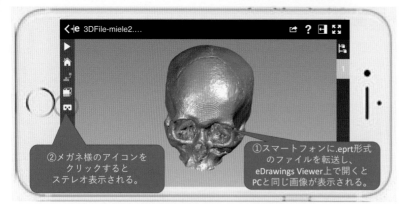

図 12.
eDrawings Viewer(スマートフォン)の操作
その1：スマートフォン上での画像ファイル読み込み

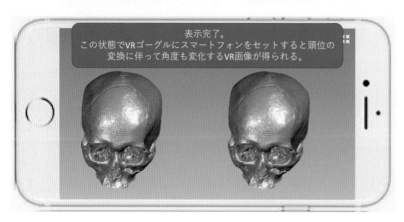

図 13.
eDrawings Viewer(スマートフォン)の操作
その2：両眼視用の表示と VR ゴーグルへのセット

スマートフォン上の操作

　スマートフォンで eDrawings Viewer を立ち上げる．先程保存した Segment_1.eprt ファイルを立ち上げると PC と同じ画像が表示される(図12)．ここで左側にあるメガネ様のアイコンをタップすると両眼視用の画像が表示される．ここでスマートフォンを VR ゴーグルにセットすると 3D 画像を立体視することができる(図13)．さらに，見上げる，左右を向くなど頭位に連動してあたかも眼前にスカルのモデルがあるかのような体験をすることができる．

あとがき

　いかがだろう，データ形式の変換と適切なソフトウェアの組み合わせで，ほぼ無料で 3D データの VR 表示が可能であることは驚きである．次のステップとして 3D Builder あるいは Meshmixer などによる .STL 形式の 3D オブジェクトの編集を行うことで骨の任意の断面での切断，移動など骨切りの簡易シミュレーションを行うことができる．また Unity, Blender といった 3D ゲームあるいは 3D アート作成のためのプログラムを用いることで，3D データにさらに高度な加工を加える，あるいは他のモダリティの画像を合成する等も可能である．さらには AR として現実の画像の中に合成したモデルを表示させることもできる．実際の臨床現場を知る我々外科医が，このような技術を基本技術として身につけ臨床応用し，シミュレーション技術がさらに発展していくことを期待したい．

参考文献(URL は 2020 年 7 月 20 日現在)
1) 曽束洋平，西本　聡：【外科系における PC 活用術】一般向け3次元プリンターの応用．PEPARS. **108**：63-78，2015.
2) 福岡大介，高橋規之：医用画像データの取り扱い(医用画像のためのディープラーニング　入門編．藤田広志，福岡大輔編．183-195，オーム社，2019.
3) https://www.slicer.org
　Summary　3D Slicer の配布サイト.

4) https://invesalius.github.io
   Summary　InVesalius の配布サイト.
5) https://dicom.3utilities.com/viewer.php
   Summary　Miele LXIV の配布サイト.
6) https://www.osirix-viewer.com
7) https://www.materialise.com/ja/medical/soft
   ware/mimics-innovation-suite/products-ser
   vices/materialise-mimics
8) https://www.fujifilm.com/jp/ja/healthcare/
   healthcare-it/it-3d/vincent
9) https://www.microsoft.com/ja-jp/p/3d-builder/
   9wzdncrfj3t6?activetab=pivot:overviewtab

   Summary　Microsoft 社の配布サイト.
10) Cignoni, P., et al.：MeshLab：an Open-Source
    Mesh Processing Tool. Sixth Eurographics Ital-
    ian Chapter Conference. 129-136, 2008.
    Summary　MeshLab についての詳説.
11) http://www.meshmixer.com
    Summary　Meshmixer の配布サイト.
12) 板宮朋基：【外科系における PC 活用術】装着型デ
    バイスの応用〜近未来の手術支援. PEPARS.
    108：63-78, 2015.
13) http://www.edrawingsviewer.jp
    Summary　eDrawings Viewer の配布サイト.

PEPARS No.166：76-80, 2020

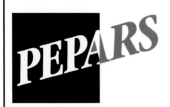

◆特集／形成外科で人工知能(AI)・バーチャルリアリティー(VR)を活用する！

Ⅱ．バーチャルリアリティー(VR)・拡張現実(AR)

拡張現実(AR)技術を用いた皮弁挙上時の血管走行ナビゲーション

田崎愛理[*1]　此枝央人[*2]　正宗　賢[*3]　櫻井裕之[*4]

Key Words：遊離皮弁(free flap)，拡張現実(augmented reality)，血管(vessels)，静脈(veins)，動脈(arteries)，ナビゲーション(navigation)

Abstract　皮弁挙上時の血管評価として術前 MDCT アンギオグラフィーや超音波検査による補助が一般的である．これらの検査結果を術中に確認する際は術野から目を離す必要がある．そこで我々は 3DCT 画像を術野で可視化するためにタブレット PC を用いたナビゲーションシステムを開発した．現在このデバイスを用い皮弁のデザインや術中血管同定の補助を行っている．我々のデバイスはタブレット PC，アプリケーション，基準マーカーの3つで構成されている．10 cm 間隔で設置した基準マーカーをタブレットデバイスが認識しその位置情報から血管位置を計算しタブレット PC のバックカメラで撮影している画像上に3DCT画像を重畳し表示する．腹部の血管をターゲットとした血管走行ナビゲーションを現在行っており，その現状をまとめる．

はじめに

　拡張現実(Augmented Reality；以下，AR)とは目の前にある現実空間にデジタル情報を重ね合わせて表示する技術である．AR技術の発展に伴い，近年臨床医学領域での応用，解剖をより身近に理解できるという利点を活かしての手術支援や，遠隔操作下での手術を可能とする等で，臨床領域での多岐にわたる応用が話題となっている[1)～3)]．皮弁挙上時の血管評価として術前 Multidetector-row helical computed tomography angiography (MDCT アンギオグラフィー)や超音波検査によるのが一般的である．しかし術中に画像を再確認するためには術野から目を離す必要があることや

術中の超音波画像検査では滅菌操作が必要など操作も煩雑である．そこで我々は患者の体に触れずに穿通枝の部位や血管走行の3DCT画像を術野で可視化する AR 技術を用いたナビゲーションシステムを開発した．現在腹部の血管をターゲットとして血管走行ナビゲーションを行っているためその現状をまとめる．

ナビゲーションデバイス

　我々のナビゲーションデバイスで用いる機材はタブレット PC と重畳用ソフトウェアおよび基準点を認識するためのマーカーの3つとなる(図1)．現在用いているタブレット PC は Surface Pro (Microsoft, WA, USA)である．マーカーは2cm大の黒色円のものを用いており，マーカーは合計で3つ必要となる．具体的にはマーカーは円が全て黒のものが1つ，黒色円に5mm大の白色ドットが中央に空いているものが1つ，最後に黒色円に5mm大の白色ドットが2つ空いているマーカー1つの3種類の円を基準マーカーとして用い

[*1] Airi TAZAKI, 〒162-8666　東京都新宿区河田町 8-1　東京女子医科大学形成外科

[*2] Hisato KONOEDA, 同大学形成外科，講師

[*3] Ken MASAMUNE, 同大学先端生命医科学研究所

[*4] Hiroyuki SAKURAI, 同大学形成外科，教授

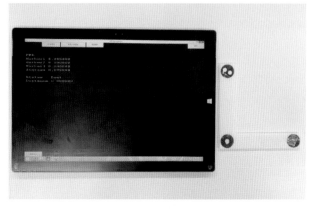

図 1.
Surface Pro のタブレット PC と基準点を認識するためのマーカー
タブレット PC の画面に表示されているのが重畳用ソフトウェアが起動されている様子. マーカーはそれぞれ 10 cm の間隔で固定されているが, 黒色円と白色ドットが記されてるもので分割で作るのも可能である.

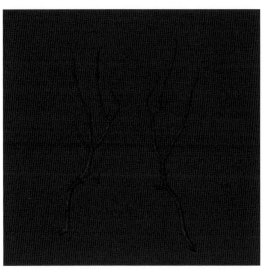

図 2. MDCTA の DICOM データを元に, 医療用画像処理ソフトウェアで作成した血管3D 画像
図は深下腹壁動脈(DIEA)を抽出したものである. DIEA の走行は造影された動脈との CT 値と大きく異なる筋肉内に位置しているため血管の抽出は比較的容易で, ソフトウェアの自動抽出と筆者らの手動選択を合わせて 15〜30 分程度で作成が可能である.

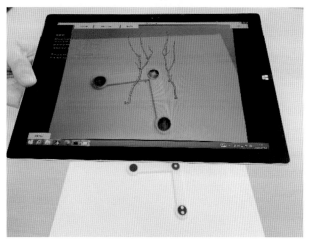

図 3.
前述の図 2 で示された DIEA を共同研究者が開発した重畳用ソフトウェアへ取り込み, バックカメラで撮影した画像のマーカーを識別し, 3D 血管画像をリアルタイムで重畳している様子. 術中もこれと同様の手法で血管走行を確認している.

た, それぞれのマーカーの白, 黒をタブレット PC が認識し, 患者の体の位置と CT 画像データの位置とを合わせることで CT 画像(ここでは 3D 血管モデル)を重畳し血管走行を指し示すシステムである.

プログラムの作成から重畳までの流れ

まずタブレットデバイスに重畳する血管の 3D 画像の作成が必要となる. 術前に撮影した MDCT アンギオグラフィーの DICOM データを元に, 医療用画像処理ソフトウェア(Materialise Mimics ver. 20.0, Materialise, Leuven, Belgium)を用いて目標血管の解剖学的構造を抽出し, 3D 画像を作成する(図 2). 次に, その 3D 血管画像データとマーカーの位置情報をタブレットデバイスに取り込む. 共同研究者の開発したアプリケーションを起動するとバックカメラで撮影したビデオ画像に 3D 血管画像が重畳し穿通枝や血管走行を確認することができる(図 3).

実際の血管走行の重畳

MDCT アンギオグラフィーは当院の腹部 CT 体

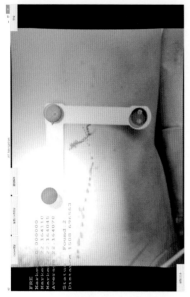

図 4.
赤いマーカーで記されている破
線は術前超音波ガイドによる
マーキングである．タブレット
PC を用いて重畳された灰色の
3D 血管画像と超音波ガイド下
のマーキングはほぼ同様の位置
を表示している．

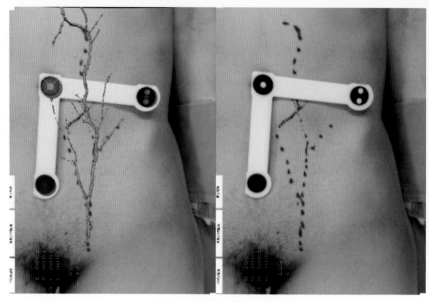

図 5.
左はタブレットを用いて 3D 血管画像を重畳し，黒の破
線でマーキングした．右は体表面にマーキングされた
浅下腹壁静脈

表血管造影のプロトコールに則って撮影した．全
て 64 列 MDCT を使用し，上肢に確保された 20 G
静脈ラインより 600 mg/kg の高濃度ヨード系造
影剤を 3 ml/sec かけて投与し，生理食塩水 20 ml
で後押しフラッシュする．検査技師が目視にて造
影剤が大腿動脈へ到達したことを確認して CT 撮
影を行った[4]．以下穿通枝，表在血管，深部動脈
の重畳の実際について述べる．

1．穿通枝の重畳

穿通枝の血管モデルは筋肉から皮下組織に及ぶ
範囲のモデルを作成し重畳している．そのためモ
デル自体は 1，2 cm ほどと短いモデルを作成して
いる．深下腹壁動脈穿通枝は臍周囲に認めること
から臍を中心に体表面にマーカーを配置している．

2．浅下腹壁動，静脈の重畳

浅下腹壁動，静脈は共に皮下に存在するため体
表面にマーキングが可能であることから穿通枝ナ
ビゲーション同様に臍を中心に体表面にマーカー
を配置している．浅下腹壁動，静脈は皮膚と CT
値が似ているため血管を抽出するのに時間がかか

る．血管は血管茎の長さにもよるが，臍部から鼠
径部までモデルを作成するようにしている．

3．深下腹壁動脈の重畳

筋肉内を走行する血管をナビゲーションする際
には皮膚に切開を置いたあとの操作となる．皮膚
切開により術前に撮影した位置と実際の皮膚の位
置にズレが生じてしまうため体表にマーカーを置
く訳にはいかない．そのため術中に筋膜上に基準
マーカーを置くこととした．以上より術前の確認
は行わず，術中にナビゲーション下に筋肉上に血
管走行の確認およびマーキングを行った．

以下，ナビゲーションの実際を供覧する．
症例 1：47 歳，女性
上口唇動静脈奇形に対し切除後に腹部より遊離
皮弁による口唇再建を行った．ドナー血管を深
下腹壁動脈および浅下腹壁静脈とした．AR ナ
ビゲーションの標的血管を深下腹壁動脈穿通枝
と浅下腹壁静脈として別々にナビゲーションを
行った．穿通枝については術前に超音波装置で場

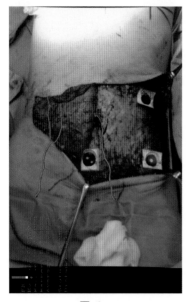

図 6.
術中に紙とペンを用いて3つの基準マーカーを作成し、10 cm 間隔で筋膜上にそれぞれ配置した. タブレット PC は問題なくマーカーを識別し, 筋膜上に深下腹壁動脈の走行を重畳し, 穿通枝を同定できた. 重畳で示した穿通枝位置と実際見つけた穿通枝血管位置はほぼ相違なく, 良好なナビゲーションを得られた.

所をマーキングしており, 我々の重畳画像もほぼ同様の位置に血管を表示していた(図4). 浅下腹壁静脈については他のマーキングは行わずタブレットデバイスでのナビゲーションに沿ってマーキングし(図5), 血管を同定することができた.

症例 2：47 歳, 女性

右乳癌二期的再建にて, Free DIEAP flap による乳房再建を行った. 本症例では深下腹壁動脈の AR ナビゲーションを行った. この症例では L 字型マーカーの認識不良が生じたため3つの基準マーカーを筋膜上に各々配置した. 深下腹壁動脈の穿通枝を同定でき, 安定した術中ナビゲーションが可能であった(図6).

考　察

現在市販されているナビゲーションデバイスとして光学式トラッキングシステムを用いたものがあり, 整形外科, 脳神経外科をメインに用いられている. これらを用いたナビゲーションシステムを形成外科に応用した例として腓骨動脈穿通枝ナ

ビゲーションや深下腹壁動脈穿通枝ナビゲーションの報告がある[5)6)]. この方式のナビゲーションでは正確性は担保されているが CT 画像をナビゲーションシステムの画面で確認する必要があり直感的に確認しづらい. その欠点を補うため近年は AR 技術を用いたナビゲーションの報告が増えてきている. 画面上に胸背動脈穿通枝の AR ナビゲーションにおいて 3.4 mm の誤差であった[7)]. このように誤差を全くなくすのは不可能である. 我々のデバイスで行った深下腹壁動脈穿通枝を標的とした血管走行ナビゲーションにおいても超音波画像で確認した血管走行とほぼ相違ない結果を得ており, 今後技術の発展に伴い, 精度は向上していくと考えている.

AR 技術を用いた血管表示方法として我々はタブレットデバイスを用いているが体表に画像を投影する方法や眼鏡型のデバイス, スマートフォンを用いる方法もある[8)〜10)]. 体表投影型デバイスでは手術時間短縮効果が報告されている[11)].

スマートフォンを用いたデバイスでは SIEA や浅層血管への血管走行ナビゲーションを行い, 同様に良好な結果が得られている[10)]. これらの報告では視覚的情報を得ることで術中ドップラーの聴覚的情報より正確かつ直覚的で信頼度が高い意見も見られた[9)10)]. 現在報告されているデバイスで確認している脈管構造は皮下浅層を走るものが対象にされている. 深部構造物の正確なナビゲーションや腹部以外の他部位への応用が今後の課題となると考えている.

おわりに

我々はタブレットデバイス, 3つの基準マーカー, 専用アプリケーションによって構成される血管走行ナビゲーションシステムを開発し臨床応用を行っている. 現在腹部を中心にこれらのデバイスを用いて皮弁のデザインや手術中に血管を同定するのに十分な精度を認めている. 今後は顔面, 四肢など他の部位にも応用を進めていく予定である.

利益相反

本論文について他社との利益相反はない.

参考文献

1) 井上裕治:【バーチャルリアリティ(仮想現実)機器の医療応用に向けて】バーチャルリアリティの医学応用への期待:開発者の立場から. 医学のあゆみ. **269**:600-602, 2019.
2) Nuri, T., et al.: Augmented reality technology for the positioning of the auricle in the treatment of microtia. Plast Reconstr Surg Glob Open. **8**: e2626, 2020.
3) Greenfield, M. J., et al.: Demonstration of the effectiveness of augmented reality telesurgery in complex hand reconstruction in Gaza. Plast Reconstr Surg Glob Open. **6**: e1708, 2018.
4) 堤 高志:3次元CTによる穿通枝の描出について. Med Sci Digest. **34**:81-84, 2008.
5) Battaglia, S., et al.: Osteomyocutaneous fibular flap harvesting: Computer-assisted planning of perforator vessels using Computed Tomographic Angiography scan and cutting guide. J Craniomaxillofac Surg. **45**:1681-1686, 2017.
6) Rozen, W. M., et al.: Stereotactic image-guided navigation in the preoperative imaging of perforators for DIEP flap breast reconstruction. Microsurgery. **28**: 417-423, 2008.
7) Jiang, T., et al.: A novel augmented reality-based navigation system in perforator flap transplantation—A feasibility study. Ann Plast Surg. **79**: 192-196, 2017.
8) Tepper, O. M., et al.: Mixed reality with HoloLens: Where virtual reality meets augmented reality in the operating room. Plast Reconstr Surg. **140**: 1066-1070, 2017.
9) Pratt, P., et al.: Through the HoloLens™ looking glass: augmented reality for extremity reconstruction surgery using 3D vascular models with perforating vessels. Eur Radiol Exp. **2**: 2, 2018.
10) Pereira, N., et al.: Augmented reality microsurgical planning with a smartphone(ARM-PS): A dissection route map in your pocket. J Plast Reconstr Aesthet Surg. **72**: 759-762, 2019.
11) Battaglia, S., et al.: Combination of CAD/CAM and augmented reality in free fibula bone harvest. Plast Reconstr Surg Glob Open. **7**: e2510, 2019.

第 45 回 日本口蓋裂学会総会・学術集会
テーマ：「技術革新の恩恵」

会　期：2021 年 5 月 20 日（木）〜21 日（金）

会　場：宝塚ホテル（兵庫県宝塚市栄町 1 丁目 1 番 33 号）

会　長：上田　晃一（大阪医科大学形成外科）

ホームページ：http://jcpa45.umin.jp/

事務局：

　大阪医科大学形成外科

　〒 569-8686　大阪府高槻市大学町 2 番 7 号

　事務局長　大槻　祐喜

お問合せ先：

　第 45 回日本口蓋裂学会総会・学術集会　運営事務局

　有限会社トータルマップ内

　〒 675-0055　加古川市東神吉町西井ノ口 601-1

　TEL：079-433-8081　FAX：079-433-3718

　E-mail：jcpa45@totalmap.co.jp

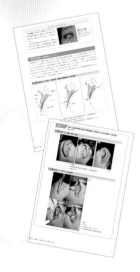
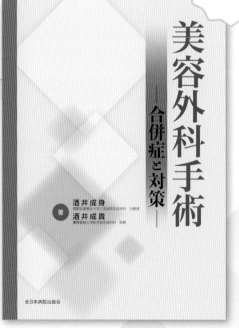

美容外科手術
―合併症と対策―

著：酒井　成身（国際医療福祉大学三田病院形成外科 元教授）
　　酒井　成貴（慶應義塾大学医学部形成外科 助教）

評 者：貴志　和生（慶應義塾大学医学部形成外科学教室 教授）

　酒井成身先生・成貴先生の共著による美容外科全般に対する手術法とその合併症と対策をまとめ上げた教科書である．酒井成身先生は，ライフワークとして乳房再建と眼瞼の手術を行ってこられたため，眼瞼と乳房手術について特に詳細に記述されているが，それ以外にもこれまでに幅広く手掛けてこられた美容外科手術全般について記載されてある．本書を読むと，美容外科は形成外科の一部であり，形成外科の延長線上にあるということを，改めて認識させられる．

　本書はサブタイトルに「合併症と対策」とつけられている．美容外科は自費診療となるが，保険診療と自費診療で大きな違いは，自費診療になると患者の目指す満足度の閾値が格段に高くなり，それゆえ手術がうまくゆかなかった時の対価は大きい．もちろん合併症がない手術はありえないとしても，美容外科手術で恐ろしいのは，その合併症に対して，適切に対応できないことである．それゆえ，手術前の説明では，考えられるすべてのことをお話しして，手術に臨むが，それでも起きてしまった合併症に対して，確実なリカバリーショットを持っていることがどれほど強みになることか．これはすなわち，昨今問題となっている美容医療のトラブルをできるだけ回避する方法を提示しているに相違ない．言い換えれば，形成外科を修練したものでなければ，美容外科を行うべきではない，ということを提示しているのに等しい．ただ，形成外科を修練するとはいっても，各施設によっても症例や教育によってもいろいろばらつきはあるだろうと思われる．本書は，美容外科全般にわたっての広い範囲に対して，決して特殊でなく，一般的な内容で，しかも学問に根差して判りやすく解説されている．

　読んでいると見た目が優しいお二人の外見とは違った，厳しい冬山の絶壁を登るような，凛とした教えが伝わってくる．よく，形成外科の親子鷹としてマスコミにも取り上げられる二人である．共著ではあるが，成身先生が，成貴先生にこうやって指導し，美容外科を伝授してこられたんだなという姿が目に浮かぶようである．美容外科を行う人必見の名著である．

美容外科手術
―合併症と対策―

著：酒井　成身（国際医療福祉大学三田病院形成外科 元教授）
　　酒井　成貴（慶應義塾大学医学部形成外科 助教）

ハードカバー A4 判　296 頁　定価（本体価格 20,000 円＋税）
ISBN：978-4-86519-271-1 C3047
発 行：全日本病院出版会

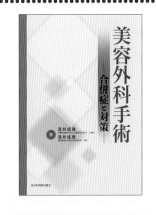

FAX による注文・住所変更届け

改定：2015 年 1 月

毎度ご購読いただきましてありがとうございます．

読者の皆様方に小社の本をより確実にお届けさせていただくために，FAX でのご注文・住所変更届けを受けつけております．この機会に是非ご利用ください．

◇ご利用方法

FAX 専用注文書・住所変更届けは，そのまま切り離して FAX 用紙としてご利用ください．また，注文の場合手続き終了後，ご購入商品と郵便振替用紙を同封してお送りいたします．**代金が 5,000 円をこえる場合，代金引換便とさせて頂きます．**その他，申し込み・変更届けの方法は電話，郵便はがきも同様です．

◇代金引換について

本の代金が 5,000 円をこえる場合，代金引換とさせて頂きます．配達員が商品をお届けした際に，現金またはクレジットカード・デビットカードにて代金を配達員にお支払い下さい(本の代金＋消費税＋送料)．(※年間定期購読と同時に 5,000 円をこえるご注文を頂いた場合は代金引換とはなりません．郵便振替用紙を同封して発送いたします．代金後払いという形になります．送料は定期購読を含むご注文の場合は頂きません)

◇年間定期購読のお申し込みについて

年間定期購読は，1 年分を前金で頂いておりますため，代金引換とはなりません．郵便振替用紙を本と同封または別送いたします．送料無料，また何月号からでもお申込み頂けます．

毎年末，次年度定期購読のご案内をお送りいたしますので，定期購読更新のお手間が非常に少なく済みます．

◇住所変更届けについて

年間購読をお申し込みされております方は，その期間中お届け先が変更します際，必ずご連絡下さいますようよろしくお願い致します．

◇取消，変更について

取消，変更につきましては，お早めに FAX，お電話でお知らせ下さい．

返品は，原則として受けつけておりませんが，返品の場合の郵送料はお客様負担とさせていただきます．その際は必ず小社へご連絡ください．

◇ご送本について

ご送本につきましては，ご注文がありましてから約 1 週間前後とみていただきたいと思います．お急ぎの方は，ご注文の際にその旨をご記入ください．至急送らせていただきます．2〜3 日でお手元に届くように手配いたします．

◇個人情報の利用目的

お客様から収集させていただいた個人情報，ご注文情報は本サービスを提供する目的(本の発送，ご注文内容の確認，問い合わせに対しての回答等)以外には利用することはございません．

その他，ご不明な点は小社までご連絡ください．

株式会社 全日本病院出版会　〒 113-0033 東京都文京区本郷 3-16-4-7 F　電話 03(5689)5989　FAX03(5689)8030　郵便振替口座 00160-9-58753

FAX 専用注文書

形成・皮膚 2010

年　　月　　日

○印	PEPARS	定価(消費税込み)	冊数
	2021 年 1 月～12 月定期購読(送料弊社負担)	42,020 円	
	PEPARS No.159 外科系医師必読！形成外科基本手技 30 増大号	5,720 円	
	PEPARS No.147 美容医療の安全管理とトラブルシューティング 増大号	5,720 円	
	バックナンバー(号数と冊数をご記入ください) No.		

○印	Monthly Book Derma.	定価(消費税込み)	冊数
	2021 年 1 月～12 月定期購読(送料弊社負担)	42,130 円	
	MB Derma. No.300 皮膚科医必携！外用療法・外用指導のポイント 増大号 新刊	5,500 円	
	MB Derma. No.294 "顔の赤み" 鑑別・治療アトラス 増刊号	6,380 円	
	バックナンバー(号数と冊数をご記入ください) No.		

○印	瘢痕・ケロイド治療ジャーナル
	バックナンバー(号数と冊数をご記入ください) No.

○印	書籍	定価(消費税込み)	冊数
	図解 こどものあざとできもの―診断力を身につける― 新刊	6,160 円	
	美容外科手術―合併症と対策―	22,000 円	
	運動器臨床解剖学―チーム秋田の「メゾ解剖学」基本講座―	5,940 円	
	超実践！がん患者に必要な口腔ケア―適切な口腔管理で QOL を上げる―	4,290 円	
	足関節ねんざ症候群―足くびのねんざを正しく理解する書―	6,050 円	
	グラフィック リンパ浮腫診断―医療・看護の現場で役立つケーススタディ―	7,480 円	
	骨折治療基本手技アトラス	16,500 円	
	足育学　外来でみるフットケア・フットヘルスウェア	7,700 円	
	ケロイド・肥厚性瘢痕 診断・治療指針 2018	4,180 円	
	実践アトラス 美容外科注入治療　改訂第 2 版	9,900 円	
	ここからスタート！眼形成手術の基本手技	8,250 円	
	Non-Surgical 美容医療超実践講座	15,400 円	
	カラーアトラス 爪の診療実践ガイド	7,920 円	
	そこが知りたい 達人が伝授する日常皮膚診療の極意と裏ワザ	13,200 円	
	創傷治癒コンセンサスドキュメント―手術手技から周術期管理まで―	4,400 円	

○	書 名	定価	冊数	○	書 名	定価	冊数
	図説 実践手の外科治療	8,800 円			超アトラス眼瞼手術	10,780 円	
	使える皮弁術　上巻	13,200 円			イチからはじめる 美容医療機器の理論と実践	6,600 円	
	使える皮弁術　下巻	13,200 円			アトラスきずのきれいな治し方 改訂第二版	5,500 円	

お名前　フリガナ _____ ㊞　　診療科

ご送付先　〒　　－

□自宅　　□お勤め先

電話番号　　　　　　　　　　　　　□自宅　□お勤め先

バックナンバー・書籍合計
5,000 円以上のご注文
は代金引換発送になります

―お問い合わせ先―
㈱全日本病院出版会営業部
電話 03(5689)5989

FAX 03(5689)8030

年　月　日

住　所　変　更　届　け

お 名 前	フリガナ	
お客様番号		毎回お送りしています封筒のお名前の右上に印字されております8ケタの番号をご記入下さい。
新お届け先	〒　　　　　　都 道 　　　　　　府 県	
新電話番号	（　　　　　　）	
変更日付	年　　月　　日より	月号より
旧お届け先	〒	

※ 年間購読を注文されております雑誌・書籍名に✓を付けて下さい。

- ☐ Monthly Book Orthopaedics （月刊誌）
- ☐ Monthly Book Derma. （月刊誌）
- ☐ 整形外科最小侵襲手術ジャーナル （季刊誌）
- ☐ Monthly Book Medical Rehabilitation （月刊誌）
- ☐ Monthly Book ENTONI （月刊誌）
- ☐ PEPARS （月刊誌）
- ☐ Monthly Book OCULISTA （月刊誌）

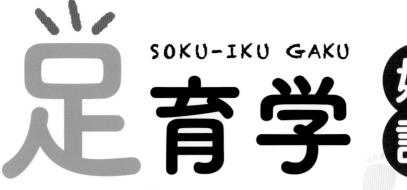

SOKU-IKU GAKU

足育学

好評

外来でみる
フットケア・フットヘルスウェア

編集：**高山かおる**　埼玉県済生会川口総合病院 主任部長
一般社団法人足育研究会 代表理事

2019 年 2 月発行　B5 判　274 頁　定価（本体価格 7,000 円＋税）

治療から運動による予防まで
あらゆる角度から「足」を学べる足診療の決定版！

解剖や病理、検査、治療だけでなく、日々のケアや爪の手入れ、
運動、靴の選択など知っておきたいすべての足の知識が網羅されています。
皮膚科、整形外科、血管外科・リンパ外科・再建外科などの医師や看護師、
理学療法士、血管診療技師、さらには健康運動指導士や靴店マイスターなど、
多職種な豪華執筆陣が丁寧に解説！
初学者から専門医師まで、とことん「足」を学べる一冊です。

CONTENTS

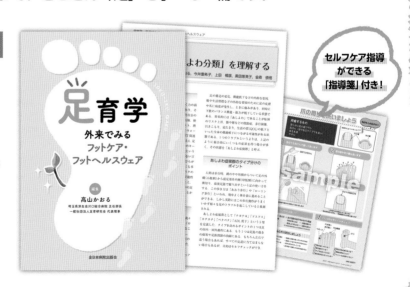

セルフケア指導
ができる
「指導箋」付き！

全日本病院出版会　〒113-0033 東京都文京区本郷 3-16-4　Tel：03-5689-5989
www.zenniti.com　Fax：03-5689-8030

PEPARS

各号定価 3,000 円＋税．ただし，増大号：No. 14, 51,
75, 87, 99, 100, 111 は定価 5,000 円＋税．No. 123, 135,
147, 159 は 5,200 円＋税．
在庫僅少品もございます．品切れの際はご容赦ください．
（2020 年 9 月現在）

掲載されていないバックナンバー
につきましては，弊社ホームページ
（www.zenniti.com）をご覧下さい．

click

全日本病院出版会	検　索

全日本病院出版会 公式 twitter ‼

弊社の書籍・雑誌の新刊情報，または好評書のご案内
を中心に，タイムリーな情報を発信いたします．
全日本病院出版会公式アカウント **@zenniti_info** を
是非ご覧下さい‼

2021 年 年間購読 受付中！
年間購読料　42,020 円（消費税込）（送料弊社負担）
（通常号 11 冊，増大号 1 冊：合計 12 冊）

NPWT を再考する！

PEPARS　No. 166
2020 年 10 月 15 日発行（毎月 1 回 15 日発行）
定価は表紙に表示してあります.
Printed in Japan

ⓒ ZEN・NIHONBYOIN・SHUPPANKAI, 2020

発行者　　末　定　広　光
発行所　　株式会社　全日本病院出版会
〒 113-0033 東京都文京区本郷 3 丁目 16 番 4 号
　　　電話（03）5689-5989　Fax（03）5689-8030
　　　郵便振替口座 00160-9-58753

印刷・製本　三報社印刷株式会社　　電話（03）3637-0005
広告取扱店　㈱日本医学広告社　　　電話（03）5226-2791